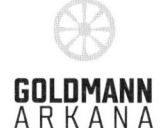

Irene Dalichow

Bienengeheimnisse

Wie Bienen uns nützen und welche
Gefahren ihnen heute drohen

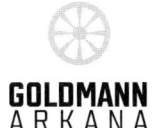

GOLDMANN
ARKANA

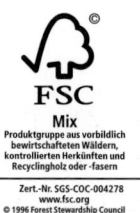

FSC

Mix
Produktgruppe aus vorbildlich
bewirtschafteten Wäldern,
kontrollierten Herkünften und
Recyclingholz oder -fasern

Zert.-Nr. SGS-COC-004278
www.fsc.org
© 1996 Forest Stewardship Council

Verlagsgruppe Random House FSC-DEU-0100
Das für dieses Buch verwendete FSC-zertifizierte Papier,
Profibulk von Sappi, liefert IGEPA.

1. Auflage

Originalausgabe März 2009
© 2009 Arkana, München
in der Verlagsgruppe Random House GmbH
Umschlaggestaltung: Uno Werbeagentur
Umschlagfoto: Corbis
Redaktion: Ralf Lay, Mönchengladbach
WL · Herstellung: CZ
Satz und Layout: Uhl + Massopust, Aalen
Druck und Bindung: Těšinská tiskárna, A.S., Český Těšín
Printed in the Czech Republic
ISBN 978-3-442-21866-0

www.arkana-verlag.de

Inhalt

EINLEITUNG:
Die Wunderwelt der Bienen

Tiere zu lieben ist wirklich einfach. Zärtliche Katzen, treue Hunde, schöne und musikalische Vögel, exotische Kreaturen wie Leguane und Kängurus… Bei Insekten allerdings wird es schon schwieriger. Gut, Marienkäfer, Libellen, Schmetterlinge können durchaus bezaubern. Aber Bienen? Sie sind weder hübsch noch harmlos. Ein Bienenstich verursacht schlimme Schmerzen, und zwar über Tage. Für einen Allergiker kann er sogar lebensbedrohlich werden. Bienen zu lieben ist keine ganz leichte Übung, jedenfalls nicht beim ersten Anlauf. Aber ihnen Respekt und Wertschätzung entgegenzubringen, das schon. Und seit Menschengedenken hat man sich ihnen tatsächlich mit Respekt, Vorsicht und Sachverstand genähert.

Die Monarchie der Bienen versetzt einen in Erstaunen. Gemeinschaftssinn, Sozialverhalten, Arbeitsteilung, Effektivität, Kommunikation, Orientierung: phänomenal!

Welche Heilkraft Wachs, Kittharz, Honig, sogar ihr schmerzhaftes Gift besitzen, kann man kaum fassen. Die Eigenschaft der kleinen fleißigen Brummer, so ganz nebenbei Pflanzen zu bestäuben und zu befruchten, hat das Überleben von Mensch und Tier auf unserem Planeten überhaupt erst ermöglicht. Denn wir ernähren uns hauptsächlich von Pflanzlichem. Jede dritte Portion menschlicher Nahrung kam mithilfe der Pollenbefruchtung durch Bienen zustande.

Es gibt sie seit dreißig bis vierzig Millionen Jahren, also unendlich lange bevor Adam und Eva auf der Bildfläche erschienen. So entwickelte sich über die Jahrtausende eine reichhaltige Mythologie und Symbolik zum Thema Bienen und Honig. Die alten Chinesen ließen sich durch Bienenstiche zur Akupunktur inspirieren. Sie sahen diese zunächst nicht nur als Mittel der Heilung, sondern auch als Initiation, als Möglichkeit, mystische Einsichten zu erlangen. Der Mithraskult verehrte die Mondgöttin als Schöpferin des Honigs. Ein ursprünglich aus dem alten Griechenland stammender Mysterienkult, der noch heute auf keltische Art in Großbritannien praktiziert wird, zeigt den »Pfad der Pollen«. Der aus der Bibel stammende Ausdruck »Land, wo Milch und Honig fließen« ist wohl jedem bekannt. Eins der Märchen der Brüder Grimm heißt »Die Bienenkönigin«.

Und so weiter.

Egal, ob aus biologischer, erdgeschichtlicher, ökologischer, mythologischer, natur- und volksheilkundlicher, ernährungswissenschaftlich-kulinarischer oder noch anderer Sicht betrachtet, Bienen und Honig stellen eine wunderbare, geheimnisvolle Welt dar. Die Thematik ist heute aktueller denn je, weil die Bienen bedroht sind. Im Jahr 2007 verschwanden in den Vereinigten Staaten von Amerika um die 600 000 Bienenvölker, beinah ein Viertel der gesamten Population. Vermutlich war ein Virus schuld, das die Tiere geschwächt hat. Weil kranke Bienen ihren Stock verlassen, um ihre gesunden Artgenossinnen nicht anzustecken – Stichwort Sozialverhalten –, fanden die Imker nur Königinnen und Brut in den Waben.

Zur Ursache des Bienensterbens gibt es aber noch eine ganze Reihe weiterer Theorien, zum Beispiel die, dass wir Menschen sie mit immer weniger Sensibilität behandeln und daher ihre Widerstandskräfte generell geschwächt sind.

Dieses Buch kann nicht die gesamte, gigantisch vielschichtige und breitgefächerte Wunderwelt der Bienen und ihrer »Produkte« behandeln. Aber es wird auf die gegenwärtige ökologische Situation eingehen, einen generellen Überblick über das Thema Bienen geben (mit »Bienen« sind hier immer Honigbienen gemeint), es wird über Mythologie und Symbolik der Bienen erzählen und sich mit ganz Handfestem und Pragmatischem beschäftigen: Wie können Sie sich, liebe Leserinnen und Leser, mithilfe vor allem von Honig, aber auch von Bienenwachs, Pollen, Propolis und Gelée royale gesundheitlich und im Hinblick auf Ihr Wohlbefinden Gutes tun? Es gibt dazu Rezepte und Tipps von Expertinnen und Experten, die über langjährige Erfahrung verfügen.

So weit wie möglich sind die Themenbereiche in sich abgeschlossen, sie dürfen also separat voneinander gelesen werden.

Sinn und Zweck dieses Buches ist, den erwähnten Respekt und die Bewunderung für das älteste Haustier des Menschen zu wecken oder zu vertiefen, vielleicht sogar die Liebe dafür. Für ein Tier, ohne das es weder die Flora in ihrer Vielfalt noch uns Menschen gäbe und auf das wir künftig nicht verzichten können und wollen.

Mich hat das Aufspüren und Lüften wirklich staunenswerter Bienengeheimnisse sehr bereichert. Sie gehören schon jetzt zum Repertoire meines alltäglichen und nicht alltäglichen Universums.

Ihnen wünsche ich ganz herzlich, dass auch Sie gut damit zurechtkommen und dass Ihr Leben ein bisschen süßer wird.

München, im Frühjahr 2009
Irene Dalichow

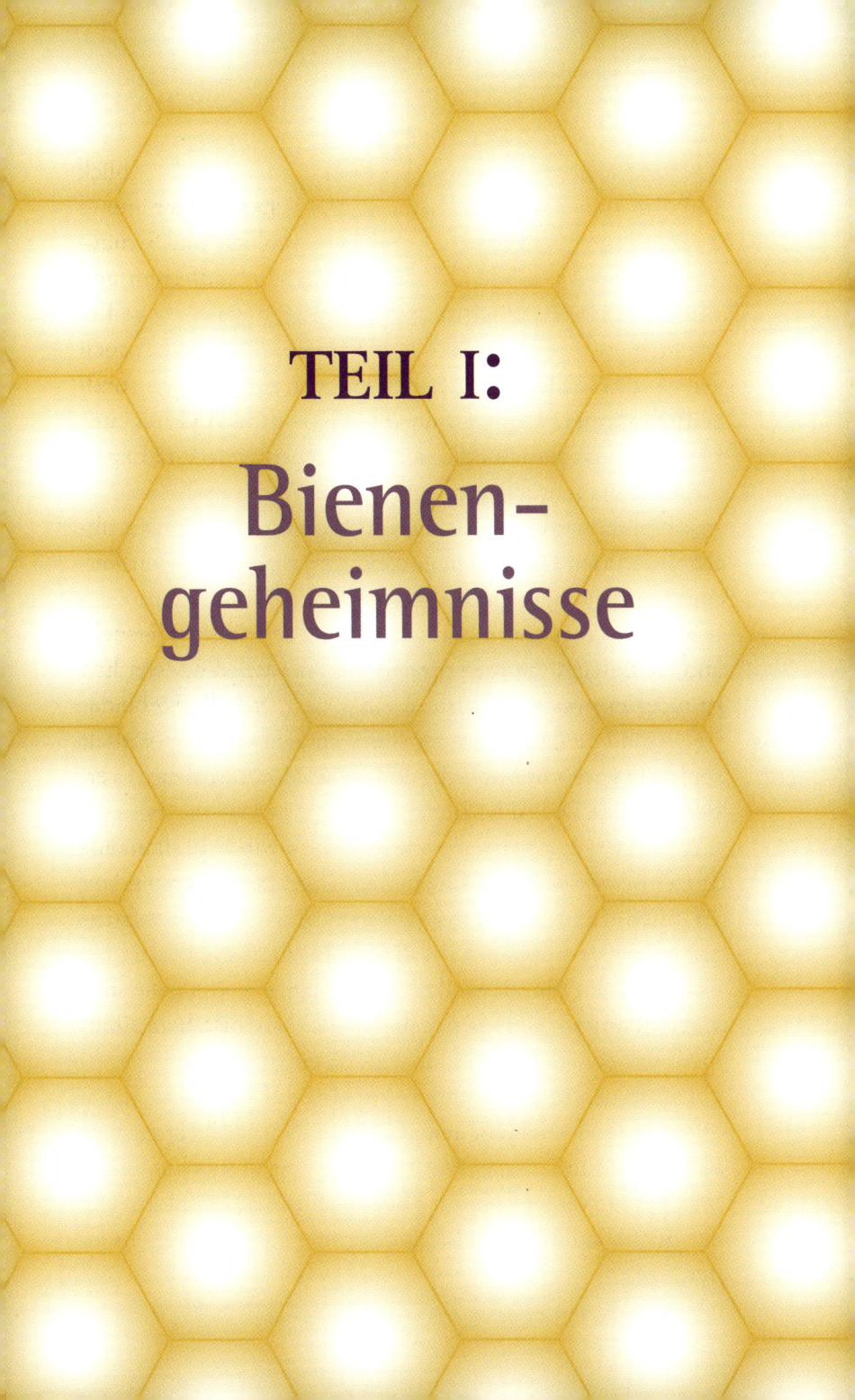

TEIL I:

Bienengeheimnisse

Bienen verstehen

Ein Besuch im Bienenstock

Jeder weiß, wie Bienen aussehen und sich anhören, wie Honig duftet, schmeckt und auf der Zunge zergeht. Aber auf welche Weise das alles funktioniert mit Bienenkönigin, Drohnen, Arbeitsbienen und Brutpflege, woraus Wachs und Honig genau bestehen und wie sie zustande kommen, was Imker tun, damit es ihren Haustieren gutgeht und sie an deren kostbare und köstliche Erzeugnisse gelangen, ohne dass es zum Krieg kommt – das gehört nicht zum Allgemeinwissen. Allerdings kann man sich darüber problemlos informieren, zum Beispiel indem man fundierte Bücher liest. Indem man einen Imker findet, männlich oder weiblich, der oder die einen in sein Wissen einweiht. Oder indem man ein Museum, zum Beispiel das Deutsche Bienenmuseum in Weimar besucht. Genau die drei Wege habe ich für den folgenden Teil meines Textes beschritten, um die offenen Geheimnisse über Bienen zu lüften. Denn diese Informationen sind allgemein zugänglich. Dass sie sich zunächst einmal mysteriös anfühlen, hat nur damit zu tun, dass alles einigermaßen kompliziert und vielschichtig ist. Und dass man sich als »Normalverbraucher« nicht unbedingt die Mühe macht, da einzusteigen.

Der folgende Text wendet sich also erst einmal an Leute wie dich und mich, an genau solche »Normalverbraucher«. Er ist eine Einführung. Wer tiefer einsteigen möchte, findet im Literaturverzeichnis am Ende des Buches, im Internet, in der Buchhandlung oder Bibliothek eine Fülle weiterer Informationen.

Die erste Adresse für einen tiefgehenden Überblick ist Karl Ritter von Frisch (1886–1982). Der österreichische Zoologe lehrte als Universitätsprofessor in verschiedenen Städten, auch in München. Auf sein Konto geht unter anderem die Erforschung der »Tänze«, mit denen die Bienen kommunizieren. 1973 erhielt er dafür den Nobelpreis, nachdem er zuvor für seine ungewöhnliche Arbeit eine Menge Häme hatte einstecken müssen. Sein Buch *Aus dem Leben der Bienen* erschien 1927 zum ersten Mal.[1] Es wurde immer wieder aktualisiert und neu bearbeitet. Dieser Klassiker enthält in knapper Form sehr viel Wissenswertes.

God save the Queen

Eine kleinere Einheit als ein Bienenvolk, das normalerweise aus der erstaunlichen Anzahl von 40 000 bis 80 000 erwachsenen Tieren besteht, gibt es nicht. Auf sich gestellt, würde eine einzelne Biene in kürzester Zeit zugrunde gehen, denn sie ist ganz und gar auf ihre Sippe angewiesen. Dabei leben zahlreiche andere Insekten als Einzelgänger und treffen sich nur zur Paarung, zum Beispiel Libellen, Schmetterlinge und viele Käfer, auch andere Bienen als die Honigbiene.

Eine erwachsene Biene besteht aus dem Kopf mit Fühlern und kräftigen Beißwerkzeugen, der Brust mit Flügeln und drei Paar Beinen, dann folgen die schmale sprichwörtliche Wespentaille und der Hinterleib. Die Königin besitzt einen besonders langen und schlanken Hinterleib. Sie ist das einzig voll entwickelte Weibchen und daher die einzige Mutter der »Familie«. Kein Wunder also, dass sie den Titel »Königin« trägt und in bestimmten Kulturen symbolisch für die Muttergöttin steht.

Die männlichen Tiere, die Drohnen, haben besonders

große Augen und einen plumpen Körper. Sie sind nur im Frühjahr und Sommer zur Begattung der jungen Königin wichtig. Nach der Begattung sterben sie, bzw. sie werden vom eigenen Volk ausgehungert. Alle anderen sind weibliche Arbeitsbienen, die fleißig ihrem Tagwerk nachgehen und in ihren aufeinanderfolgenden Lebensabschnitten ganz unterschiedliche Aufgaben übernehmen.

Sie legen keine Eier, das tut nur die Königin. Aber sie kümmern sich sehr fürsorglich um die Nachkommen, eine Arbeit, die sie ihrer »großen Mutter« komplett abnehmen.

Außerdem halten die Arbeitsbienen den Stock sauber. Sie entfernen Abfälle und Leichen und halten alles keimfrei. Dazu kreieren sie für alle Wabenzellen einen ganz dünnen, aus Propolis bestehenden Belag, eine Art Kitt, den sie aus Harz von Knospen und Früchten sammeln.

Zudem sind sie für die Temperatur im Stock verantwortlich. Sie verteidigen ihr Zuhause unter anderem dadurch, dass sie eingedrungene Feinde regelrecht grillen und auf diese Weise töten.

Weiterhin besorgen und verteilen sie Futter. Sie halten den Laden auf allen Ebenen am Laufen, während die Königin unermüdlich Eier legt und die Drohnen, salopp gesagt, ein faules Mackerdasein genießen.

Haustiere schon bei den Ägyptern

Wie gesagt gibt es Bienen seit dreißig bis vierzig Millionen Jahren. Das beweisen Bernsteinfunde aus dieser Zeit, in denen einzelne Exemplare vollständig konserviert wurden. Sie haben alle planetaren Katastrophen überstanden, zum einen, weil sie so anpassungsfähig sind, und zum anderen, weil sie sich mit Propolis, ihrem selbst hergestellten natürlichen Antibiotikum, vor allen Krankheitserregern schützen konnten.

In den Tempeln der Königsgräber der alten Ägypter ist dargestellt, dass sie schon damals, also vor rund 5000 Jahren, als Haustiere gehalten wurden. Honig war seinerzeit selbstverständlich als Nahrungsmittel genauso beliebt wie in späteren Zeiten. Zusätzlich stellte er als kraftvoller Konservierungsstoff einen Bestandteil der Substanzen dar, mit denen tote menschliche Körper behandelt und einbalsamiert wurden. Und er war als »Wegzehrung« für die Verstorbenen eine häufige Grabbeigabe.

Ursprünglich lebten Bienen in hohlen Bäumen oder Felsspalten und bauten darin ihre Waben, das tun sie auch heute noch. Irgendwann begannen die Menschen, Körbe aus Stroh und andere Behausungen zu bauen, damit man Bienenstöcke, also eine Anzahl von Waben, transportieren und beispielsweise in einem Garten am Haus unterbringen konnte. Eine relativ neue Entwicklung aus dem 19. Jahrhundert ist die Kastenimkerei. Das bedeutet: mit einem Flugloch versehene Holzkästen, die einen Deckel oder eine Hinterwand haben, welche man abnehmen kann. Im Inneren hängen Holzrähmchen, worin die Insekten ihre Waben bauen. (Egal, ob in hohlen Bäumen, in Körben oder in Kästen – den Innenausbau besorgen sie immer selbst.) Jede Wabe lässt sich aus dem Holzkasten einzeln herausheben und wieder einsetzen, wenn es etwas zu prüfen gibt. Alle Kästen sind in einen Brut- und einen Honigraum unterteilt. Beide Räume werden durch ein Absperrgitter getrennt, durch das zwar Arbeitsbienen, nicht aber Drohnen und die Königin schlüpfen können. Diese Trennung ermöglicht eine einfache Entnahme der mit Honig gefüllten Waben. Man kann sie herausholen und durch neue ersetzen, ohne dass das Volk wesentlich gestört wird.

Mit dem alten System war die Zerstörung des Baus verbunden, häufig auch die Vernichtung des Volkes. So sind die Kästen für alle Beteiligten ein Segen.

Und noch einen Vorteil gibt es: Kästen und Körbe können in eine andere Gegend transportiert werden, wo gerade bestimmte Blumen oder andere Pflanzen blühen, zum Beispiel Rapsfelder oder Linden. Die Wanderbienenzucht wird heute gern zur Steigerung des Honigertrags genutzt. Und zu noch etwas anderem, vor allem in Nordamerika: Damit die kleinen Wuchtbrummen zu genau ausgetüftelten Zeiten Befruchtungsarbeit leisten können, werden riesige Trucks mit zahllosen Bienenkästen auf den Autobahnen über den ganzen Kontinent geschickt. Die Honigproduktion wird dabei fast gar nicht beachtet, nur das Bestäuben ist wichtig und wird mit guten Dollars belohnt. Bienen sind ausgesprochen sensibel, sie mögen keinen Lärm und keine Ruckelei. Außerdem haben sie ihre ganz eigene Art der Orientierung und Kommunikation, die durch eine solche grobe Behandlung mit Füßen getreten wird. Dass sie sich verweigern und dass in den USA ein beängstigendes Bienensterben eingesetzt hat, braucht also niemanden zu wundern (mehr dazu im Kapitel über die Ökologie).

Das Wachs für die Waben stammt von den Tieren selbst. Jede Arbeitsbiene ist eine kleine Wachsproduzentin. Wobei auch andere Insekten wachsähnliche Substanzen hervorbringen, zum Beispiel Hummeln. Bienenwachs kann man von seiner chemischen Zusammensetzung her mit Fett vergleichen. Die Bienen scheiden es an der Unterseite ihres Hinterleibes aus. Es kommt in Schuppen aus den Hautfalten, welche die Hinterleibsringe bilden. Sie nehmen die Schuppen mit den Füßen weg, kneten sie mit den Zangen in ihrem Mund zu kleinen Wachsklumpen und bauen damit die Wabe.

Jede Wabe besteht aus vielen kleinen Zellen, die von oben sechseckig aussehen, im Querschnitt wie winzige, leicht gekippte aneinandergereihte Reagenzgläser. Leicht gekippt deswegen, damit der dickflüssige Honig nicht hinausfließen kann.

In Spezialgeschäften, Fein- und Naturkostläden gibt es Wabenstücke zu kaufen – oder Honig in Gläsern, die ein Stückchen Wabe enthalten. Daran kann man den Aufbau wunderbar studieren. Die Waben dürfen verzehrt werden. Sie zu kauen setzt gesundheitlich wertvolle Inhaltsstoffe frei. Außerdem schmeckt die Kombination von Honig und Waben ausgesprochen köstlich, die ungewöhnliche Konsistenz kitzelt Zunge und Gaumen. Diese Urform von Kaugummi, ja, tatsächlich, ist sehr empfehlenswert.

Bei einem hohen Fassungsvermögen brauchen die Sechsecke der Zellen viel weniger Baumaterial als beispielsweise runde Zellen, wie sie Hummeln bauen. Wodurch die Bienen auf die Sechsecke gekommen und wie sie überhaupt so phantastische Architektinnen geworden sind, ist nicht bekannt. Das schreiben jedenfalls naturwissenschaftlich orientierte Autoren.

Der zuckerreiche, fast eiweißfreie Honig liefert den Bienen das Heiz- und Betriebsmaterial, das sie brauchen, der eiweißreiche Blütenstaub die Baustoffe. Beides finden sie in den Blumen. Im Frühjahr und Sommer, wenn es überall grünt und blüht, legen sie einen Vorrat an, von dem sie im Winter zehren. Nur die heranwachsenden Bienen brauchen Eiweiß. Daher wird an Blütenstaub nicht mehr als die Menge gespeichert, die für die Ernährung der Brut notwendig ist.

Waben dienen den Bienen dazu, in bestimmten Zellen Honig, in anderen Zellen Blütenstaub/Pollen zu speichern und in noch anderen Zellen ihrer Brut ein Zuhause zu geben.

Bienen sammeln Nektar, nicht Honig

Die meisten Blüten scheiden Zuckersaft aus, der »Nektar« genannt wird. Bei manchen Blüten liegt er frei, was viele unterschiedliche Insekten anzieht, die sich daran gütlich tun. Andere Blüten, zum Beispiel der Klee, sondern den Nektar tief drinnen ab. Dort kann er nur von besonders ausgestatteten Insekten geholt werden: von Bienen, Hummeln und Schmetterlingen, denn sie verfügen über einen beweglichen Saugrüssel.

Die Bienen schlürfen den Nektar, und von einem kleinen Bruchteil ernähren sie sich selbst. Den wesentlichen Teil ihrer Ernte aber, den sie in ihrem sogenannten Honigmagen gesammelt haben, geben sie ab, wenn sie nach Hause zurückgekehrt sind.

Der neunjährige Felix, insektenbegeisterter Sohn einer Freundin, antwortete auf die Frage seiner jüngeren Schwester Niki, was denn Honig eigentlich sei: »Bienenkotze!« Das trifft's genau.

Bienen sammeln also keinen Honig, sondern Nektar. Der Honig entsteht im Stock, und zwar – wie von Felix treffend bemerkt – dadurch, dass die Tiere ihn immer wieder aufnehmen und auswürgen. Auf diese Art dicken sie die Flüssigkeit etwa um die Hälfte ein und machen sie haltbar. Über ein Speichelenzym spaltet sich der im Nektar enthaltene Rohrzucker fast ganz in seine beiden Bestandteile Frucht- und Traubenzucker auf. Daher geht Honig, wenn Menschen ihn verzehren, sofort vom Darm ins Blut über, denn die Verdauungsarbeit haben die Bienen praktischerweise schon geleistet. Besonders Sportler wissen die schnelle Verfügbarkeit des Kraftstoffs zu schätzen. So erklärte die Ärztin und Kickboxerin Christine Theiss in der Münchner *Abendzeitung* vom

30. Mai 2008, vor dem zweiten Training des Tages esse sie regelmäßig eine Schnitte Brot mit Honig. »Das ist ein Tipp unseres Krafttrainers. So bekommt der Körper noch mal schnell verwendbaren Zucker, ohne auf die Muskeln zurückgreifen zu müssen, was zum Muskelabbau führen würde.«

Der Neuseeländer Sir Edmund Hillary (1919–2008), der 1953 als Erster den Mount Everest bestieg, den höchsten Berg der Erde, hatte bei seinem Gewaltmarsch Honig als »Powersnack« dabei. Er wusste, was er daran hatte, denn er arbeitete sein Leben lang hauptberuflich als Imker.

Im Honig befinden sich Mineralstoffe wie Kupfer, Eisen und Mangan, auch Kalium, Kalzium usw. Der menschliche Körper braucht sie nur in winzigen Dosen, und in genauso winzigen Dosen sind sie dort vorhanden. Eine höhere Dosierung würde überhaupt nichts bringen. Daher stellt Honig für Menschen, die eine schwere Krankheit überstanden haben oder aus anderen Gründen entkräftet sind, eine optimale Heilnahrung dar, die noch dazu den Appetit und die gute Laune anregt, weil sie so süß und vollmundig schmeckt. Das Aroma ist Bienen- und Wachsgeruch plus der dem Nektar anhaftende Blütensaft. Raps-, Linden- oder Kleehonig können sehr unterschiedlich schmecken.

Karl von Frisch schreibt, so blieben die Blumen im Grunde die Erzeuger dieses köstlichen Nahrungsmittels. »Den Bienen verdanken wir seine Veredelung und dass der Honig auf unserem Speisezettel steht. Denn keines Menschen Geduld könnte ausreichen, die winzigen Nektartröpfchen aus den Blumen zu sammeln.« Die Menge, die eine Biene von einem Sammelflug heimbringt, sei nicht groß. Um 500 Gramm Honig in den Waben zu speichern, müssten die Bienen mehr als zwei Millionen Blüten besuchen. Zum Sammeln dieser Menge müsste ein einzelnes Tier die Erde dreimal umrunden.

Bienen, die »Blumen Liebenden«

»Stamm, Klasse, Ordnung, Familie, Gattung, Art«: Diese Reihenfolge hatten wir für den Biologieunterricht auswendig zu lernen, unser strenger Lehrer fragte sie immer wieder ab. Und siehe da, sie »sitzt« bis heute.

Innerhalb der Klasse der Insekten gibt es sieben Ordnungen. Die erste ist die der Käfer, die zweite die der Hautflügler oder Immen, zu denen die Bienen gehören. Die dritte Ordnung ist die der Schmetterlinge und Falter. Es folgen drei Ordnungen mit unterschiedlichen Fliegen und die siebte Ordnung, zu welcher die Flöhe und Wanzen gerechnet werden.

Schon im dreibändigen *Brehms Tierlebe*n von 1902 ist Folgendes nachzulesen: »In ihrem allgemeinen Körperbau sehr übereinstimmend, desto mehr aber in ihrer Lebensweise verschieden, bilden die Immen mit ihren überaus zahlreichen Arten, unter denen Bienen, Ameisen, Wespen und Hummeln dem Namen nach allgemein bekannt sind, die größte aller Ordnungen.«

Nur in der ersten von insgesamt dreizehn Familien innerhalb der Hautflügler oder Immen gibt es Honigbienen. Man nennt sie auch »Blumenwespen«, auf Lateinisch »Anthophila« oder im Plural »Anthophilae«, das bedeutet »Blumen liebend«. Eine entzückende und poetische Bezeichnung!

Die »heutige« Honigbiene wurde von dem Naturforscher Carl von Linné (1707–1778), von dem die lateinischen Gattungs- und Artnamen für Tiere und Pflanzen stammen, »Apis mellifica« getauft, »Honigmacherin«. Manche Wissenschaftler und Autoren nennen sie »mellifera«, »Honigtragende«. In Europa leben davon drei Arten:

1. die *Deutsche Biene* (Apis mellifica mellifica),
2. die *Italiener-Biene* (Apis mellifica ligustica) und
3. die *Kärntner Biene* (Apis mellifica carnica).

Blütenpflanzen entstanden vor etwa 200 Millionen Jahren, und sie entwickelten sich zur größten Pflanzenfamilie. Der überwiegende Teil davon ist zweigeschlechtlich angelegt. Daher brauchen sie eine Art Boten, der den männlichen Samen zum weiblichen Teil bringt. Dieser Samen ist der Blütenstaub oder Pollen, der meistens eine gelbe, manchmal aber auch eine weiße oder rote Farbe trägt und von den Pollenblättern oder Staubgefäßen produziert wird. Bei vielen Pflanzen wirkt der Wind als Liebesbote, viele andere Pflanzen aber brauchen dafür Tiere, zum Beispiel Kolibris, kleine Honigvögel oder Insekten. Die Honigbienen stehen dabei an erster Stelle. Es gibt sie, wie gesagt, seit dreißig bis vierzig Millionen Jahren. Die ältesten menschlichen Überreste sind etwa eine Million Jahre alt.

Weltweit werden etwa 80 Prozent aller Blütenpflanzen von Insekten bestäubt, und von diesen ungefähr 85 Prozent von Honigbienen. Bei Obstbäumen sind es sogar 90 Prozent. Die gigantische Arbeit wird global nur von neun (!) Honigbienenarten geleistet, wobei die Anzahl der Bienenarten auf der ganzen Welt auf rund 20 000 geschätzt wird. Fast alle davon sind Solitärbienen, also einzeln lebende Insekten, die keine Staaten bilden, keinen Honig machen und mit dem, worum es in diesem Buch geht, nichts zu tun haben. Viele von ihnen werden unter dem Begriff »Wildbienen« zusammengefasst.

Es gibt Wissenschaftler, welche die Wichtigkeit der Vielzahl der Bienenarten betonen. So hat der Studienautor Patrick Höhn vom Fachgebiet Agrarökologie der Universität

Göttingen in Sulawesi/Indonesien die Bedeutung von Wildbienen für den Kürbisanbau untersucht. Er konnte 25 verschiedene Bienenspezies um die Kürbisfelder ausmachen, die
als Bestäuber dienten. Weil Kürbisse männliche und weibliche Pflanzen ausbilden, müssen sie kreuzweise bestäubt werden, um Samen zu produzieren. Wenn zu wenig Pollen die
weiblichen Pflanzen treffen, werden weniger Samen hervorgebracht, und die Kürbisse bleiben kleiner. Die Bienen haben so auf den Ernteertrag Einfluss. Und weil von den 25
verschiedenen Spezies die eine früher am Tag unterwegs ist,
die andere Pflanzen mit hohen Blütenständen bevorzugt
usw., ergänzen sich die Bienen in ihrer Arbeit als Bestäuber. Höhn plädiert für die Pflege von Wild- bzw. Solitärbienen. Damit sie die Arbeit der Honigbienen mit übernehmen
oder ergänzen können, müssen sie Platz zum Nisten finden.
Den gibt es auf den riesigen industriellen Agrarflächen kaum.
Deshalb fordert er, die Felder kleinzelliger zu gestalten, Nist-
hilfen anzubieten und Pestizide nur sehr vorsichtig einzusetzen.[2]

Häufig, aber nicht immer, werden die weiblichen Keime
von den gleichen Blüten hervorgebracht, die auch die Pollen
produzieren. Es kommt aber nur dann zu Samenkörnern, aus
denen später wieder neue Pflanzen entstehen, wenn sie befruchtet werden.

Karl von Frisch beschrieb es so: »Damit die Keimanlagen
befruchtet werden, muss etwas Blütenstaub auf die klebrige
Narbe gelangen, die Blüte muss ›bestäubt‹ werden. Von der
Narbe wandert der Inhalt der Pollenkörner mit den auskei-
menden Pollenschläuchen durch den Griffel hinab in den
Fruchtknoten und verschmilzt mit den weiblichen Anlagen.
Gelangt kein Pollen auf die Narbe, so gibt es keine Früchte.«
Die Blüte könne in der Regel die Pollen nicht selbst aus den

Staubgefäßen auf die Narbe streuen. Auch sei es gar nicht vorteilhaft, wenn der Blütenstaub auf die Narbe derselben Blüte gelange, denn das führe zu einer Art Inzucht.

Bienen, die Pollen, aber auch solche, die Nektar sammeln – es herrscht eine strenge Arbeitsteilung –, streifen ganz unwillkürlich Pollenkörner an den Narben ab und wirken so als Befruchterinnen. Auch andere Insekten und kleine Vögel tun das, wie gesagt, aber die Honigbienen sind wegen ihrer großen Zahl, ihres guten Rüstzeugs und ihres Fleißes die wichtigsten Überträgerinnen. Und noch etwas ganz Wesentliches: Sie sind »blütenstet«. Das heißt, jede Honigbiene besucht auf einem Sammelflug immer nur die Blüten ein und derselben Art. Erst durch diese »Stetigkeit« ist eine gegenseitige Befruchtung garantiert.

Weil sich die Bienen gegenseitig mithilfe ihrer Tänze über neu entdeckte Blütenreviere informieren, suchen sie in ihrer Umgebung fast alle Blüten auf. Eine besonders emsige kann an einem Tag bis zu 3000 Blüten einen Besuch abstatten, was aber nicht bedeutet, dass sie auch 3000-mal losfliegt. Normal sind drei bis zehn Flüge täglich.

Die Pollensammlerinnen verklumpen den Blütenstaub der Blüten, auf denen sie sitzen, mit Spuren von Honig, den sie von ihrem Stock mitgebracht haben. Dann kleben sie ihn sich an die Beine. Auf diese Weise formen sie sogenannte Höschen. Wenn sie in den Stock zurückkehren, streifen sie die Höschen in einer Vorratszelle ab. Mit Hausarbeiten beschäftigte Bienen zerdrücken die Pollenballen und pressen sie fest in die Zellen hinein, bis sie gefüllt sind.

Was ihre eigene Fortpflanzung betrifft, so legt eine leistungsfähige Königin im Frühjahr innerhalb von 24 Stunden bis zu 1500 Eier. Die entsprechenden Zellen wurden von Arbeitsbienen gesäubert und mit Propolis ausgekleidet, was vor

Pilz- und Bakterienbefall schützt, außerdem vor Zugluft, gegen die Bienen definitiv etwas haben.

Immer sind die vorderen und mittleren Waben eines Bienenstocks mit Eiern besetzt. In den angrenzenden Zellen lagern Pollen, in den Randteilen Honig. Das ist gut für die Orientierung der Bienen selbst und praktischerweise auch für die des Imkers. Denn er möchte ja mit Honig gefüllte Waben ernten, keine mit Bienenbabys.

Aus den Eiern schlüpfen nach drei Tagen kleine weiße Maden. Sie werden von Ammenbienen erst mit Gelée royale aus ihren Speicheldrüsen ernährt, danach mit in Waben gelagerten Pollen. Sie nehmen derart schnell zu, dass sie innerhalb von sechs Tagen ihr Wachstum abgeschlossen haben. Danach begeben sie sich in Klausur, das heißt, die Arbeitsbienen versehen die Zellen mit einem Deckel aus Wachs. Darin verpuppen sich die Maden. Zwölf Tage nach Beginn der Klausur und genau drei Wochen nach der Ablage der Eier brechen sie den Deckel auf und entsteigen als fertige Bienen ihren Zellen. Die freien Zellen werden gereinigt und dann schnell wieder mit neuen Eiern gefüllt.

Es gibt in einem Bienenstock von Anfang März bis in den Oktober hinein ständig Brut in allen Stadien. Jeden Tag befreien sich bis zu tausend neue Arbeitsbienen aus dem Stock. Die Lebensdauer einer Biene schwankt zwischen drei bis vier Wochen und mehreren Monaten. Die Frühjahrsbienen müssen derart viel arbeiten und werden auf allen Ebenen so sehr beansprucht, dass sie nach dem Schlüpfen meist schon nach wenigen Wochen ihren Geist aufgeben. Wenn sie ihr Ende nahe fühlen, verlassen sie den Stock und fallen zu Boden. Durch dieses rücksichtsvolle Verhalten ersparen sie ihren Mitbewohnerinnen die Entsorgungsarbeit.

Die im September oder später schlüpfenden Winterbienen können bis zum März überleben. Aber es überwintern immer nur 5000 bis 12 000 Arbeitsbienen eines Staates.

Ob aus einem Ei eine Arbeitsbiene oder eine Königin wird, das hängt von der Nahrung ab, welche die Larven erhalten. Die Arbeiterinnen erhalten von »Ammenbienen« aus deren Kopfdrüsen ausgeschiedenen reinen Futtersaft, Gelée royale, ein Sekretgemisch, und danach Pollen, Honig und Propolis. Die Königin aber bekommt vom ersten Tag ihres Lebens als Made an bis zu ihrem Tod ausschließlich Gelée royale. Sie kann bis zu fünf Jahre alt werden. Diese Tatsache lässt erkennen, welch eine wertvolle Nahrung Gelée royale ist.

Die Fachbezeichnung für »Königin« lautet »Weisel«, und der etwas separat an der Wabe konstruierte Teil, wo sie heranwächst, »Weiselwiege«. Diese ähnelt einem kleinen Tannenzapfen, und sie hängt nach unten. Das Gelée royale, weiß und von der Konsistenz her wie Klebstoff, ist nicht nur Futtersaft, sondern es verhindert gleichzeitig das Herausfallen der Königinnenlarven.

Königin und Arbeiterin sind weibliche Tiere, die Königin ist voll entwickelt, die Arbeiterinnen sind verkümmert. Manche Autoren sehen Arbeitsbienen als geschlechtslos an.

Wenn aus einem Ei eine Drohne bzw. ein Drohn werden soll, also ein männliches Tier, entscheidet das die Königin bei der Ablage: Sie wird auf ihren sogenannten Hochzeitsflügen von Drohnen begattet. Danach hat sie in einem Bläschen ihres Hinterleibes für den Rest ihres Lebens gebrauchsfertige männliche Keimzellen, mit denen sie die Eier selbst befruchten kann. Wenn sie das tut, werden weibliche Artgenossen daraus. Aus unbefruchteten Eiern werden männliche.

Während die Königin ihre Eier ablegt, und das tut sie den lieben langen Tag, wird sie ohne Pause von Arbeitsbienen mit Gelée royale gefüttert.

Offenbar richten sich die Tiere bei all diesen komplizierten Abläufen nach der zunehmenden Tageslänge, die der Frühjahrs-Tagundnachtgleiche am 21. März folgt, und im weiteren Verlauf des Jahres entsprechend nach den Längen des Tages und der Nacht.

Bienenschwärme – das sind durch die Arbeiterinnen initiierte Vermehrungen von Bienenvölkern. Etwa die Hälfte der Bewohnerinnen verlässt zusammen mit der alten Königin den Stock. Sie sammeln sich an einer geeigneten Stelle, zum Beispiel einem Ast, und setzen sich um die Königin herum. Während dieser Zeit sind Kundschafterinnen dabei, ein neues Zuhause zu suchen. Wenn ihnen das gelungen ist, folgt ihnen der Schwarm. Vorher allerdings kann der Imker ihn in eine leere Bienenwohnung schütteln und in seine Spezialmenagerie integrieren.

Die Bienen im alten Stock müssen für einige Tage ohne Monarchin leben. Sobald eine junge Königin schlüpft, übernimmt sie den Laden. Eventuell später schlüpfenden Rivalinnen wird kurzerhand von den royal-loyalen Arbeiterinnen-Schwestern der Garaus gemacht.

Die Temperaturregelung

Eins der wundersamen Geheimnisse der Bienen ist ihre Fähigkeit der Temperaturregelung. Zum Beispiel können sie durch aktives Zittern ihrer Brustmuskulatur ihren Körper um einige Grad erwärmen. Im Brutbezirk ihres Stocks halten sie eine gleichmäßige Temperatur von fast genau 35 Grad aufrecht. Sie können, wenn es draußen kalt ist, wie lebendige Öfen wirken. Bei Hitze hingegen verteilen sie Wasser, das sie gesammelt haben und dann ausspucken, auf den Zellen und verfächeln es mit ihren Flügeln. Dadurch kühlt sich die Temperatur ab. Die Energie für diese anstrengende Arbeit als lebendige Klimaanlagen ziehen sie aus dem Honig, den sie verzehren.

Die kleinen Kreaturen sind auch im Hinblick auf ihre berufliche Laufbahn vielseitig gepolt. Im ersten Lebensabschnitt arbeiten sie als Putzfrauen innerhalb ihrer Heimstatt. Es folgt eine Pflegerinnentätigkeit, während deren sie älteren Larven ein Gemisch aus Pollen und Honig verabreichen. Anschließend sind sie fähig, aus den Pollenvorräten im Stock den Futtersaft zu produzieren, mit dem sie die Larven füttern. Danach gehen sie zum ersten Mal auf einen Orientierungsflug. Während dieser Zeit bilden sich die Futtersaftdrüsen zurück, und die Wachsdrüsen entstehen. Jetzt bauen sie Zellen, sie verarbeiten den Nektar, drücken die Pollen fest und halten weiterhin den Stock sauber.

Es folgt wieder eine Putztätigkeit, bei der Verunreinigungen aus dem Stock entfernt werden. Dann avancieren sie für kurze Zeit zu Wächterinnen und setzen bei Gefahr besonders häufig ihren Giftstachel ein. Wenn sie das gegen andere Insekten tun, können sie ihn wieder herausziehen und weiter benutzen. In der Haut von Säugetieren und Menschen bleibt der Stachel stecken, was zum Tod der kleinen Kriegerin führt.

Im letzten und anstrengendsten Abschnitt ihres Daseins werden die Bienen zu Sammlerinnen von Nektar und Pollen. Damit haben sie dann ihre Lebensaufgabe erfüllt und gehen in die ewigen Jagdgründe ein.

Die Sinne der Menschen und der Bienen

Die meisten Menschen nehmen ihre Sinneswahrnehmungen für selbstverständlich und wissen sie erst in dem Moment zu schätzen, wenn aus irgendwelchen Gründen einer ausfällt. Dabei sind die Sinne etwas Phänomenales. Ohne sie hätten wir als Spezies nie überlebt. Bei den Naturvölkern sind die Sinne der Menschen in geradezu unglaublicher Weise geschärft, denn ihr Überleben hängt direkt davon ab.

In unserer Kultur geht es häufig darum, die sinnliche Wahrnehmung auszuschalten, denn wir sind einer kolossalen Reizüberflutung ausgesetzt. Andererseits haben wir aufgrund unseres Anpassungstriebes Wege entwickelt, uns beispielsweise im »Großstadtdschungel« zurechtzufinden, mit denen Angehörige von Naturvölkern zunächst einmal größte Schwierigkeiten hätten. Allein als Fußgänger eine mit Ampeln gesicherte Kreuzung zu überqueren und abzuschätzen, ob man noch heil rüberkommt, wenn man spät dran ist – das bedeutet eine tolle Leistung, die nur mit der zuverlässigen und zeitgleichen Auswertung mehrerer Sinneseindrücke gelingt.

Der Geruchssinn entzieht sich dem Verstand. Er ist nicht kulturell geprägt. Was uns Bewohnern des deutschsprachigen Raumes buchstäblich stinkt, stinkt auch einem Japaner oder einem Südamerikaner. Der Geschmackssinn hingegen ist ganz stark kulturell beeinflusst. Das weiß die Lebensmittelindustrie, und sie macht es sich zunutze. Wenn schon Babys mithilfe bestimmter Aromastoffe in ihrer Gläschennahrung »auf Linie« gebracht werden, kann man ihnen in späteren Jahren ungestraft ähnliches Zeug aus der Retorte anbieten und damit einen Haufen Geld verdienen.

Genau wie das Riechen ist der Tastsinn von der Kultur unabhängig. Der Körperkontakt, der einem kleinen Kind unabdingbar wichtige Eindrücke vermittelt, prägt es auch in seinen Gefühlen. So sind diese beiden Bereiche miteinander verschmolzen. Begreifen und Ergriffensein haben auf das Engste miteinander zu tun.

Das Hören ist der Sinn, der am besten geschult werden kann. Nach der berühmten Violinistin Anne-Sophie Mutter besitzt jedes Kind bis zum Alter von sechs Jahren das absolute Gehör. Das behält es aber nur dann, wenn sich eine erwachsene Bezugsperson darum kümmert, die etwas davon versteht.

Das Sehen kann und muss ebenfalls enorm geschult werden. Im Regenwald gibt es kein Wort für »grün«, sondern ganz unterschiedliche Begriffe für verschiedene Abstimmungen von Grün, die unsereins überhaupt nicht wahrnehmen würde. Das Sehvermögen der Menschen dort wurde durch ihr Umfeld in ganz anderer Weise beeinflusst als das unsere. Übrigens gibt es keine Farben außerhalb der Wahrnehmungswelt von Lebewesen – ein interessantes Thema zum Darüber-Nachdenken oder Meditieren.

»Sinnesfreude und Sinneswahrnehmung – Exkursionen in die betörende Welt der fünf Sinne«. So lautet der Titel eines Wochenendseminars, das die promovierte Hamburger Kunsthistorikerin, Ethnologin und Autorin Claudia Müller-Ebeling im Sommer 2008 in München hielt. Auf die Frage, warum heute viele Menschen ihren Sinnen entfremdet sind, antwortete sie: »Weil wir in einer Welt leben, in der die Sinne zunehmend ersetzt wurden und werden. Zum Beispiel hat die ganze Technologie sehr viel Distanz in unseren Zugang zu den Sinnen gebracht. Denn wenn man die Technologie nicht als Erweiterung der Sinne benutzt, sondern als Ersatz dafür, dann steckt es schon in dem Wort ›Ersatz‹, dass man sich von der sinnlichen Wahrnehmung entfremdet und entfernt. Weil die Welt unglaublich hektisch ist, weil viel Leistungsdruck und Stress herrschen, fällt die Muße weg. Man kann die Sinne, die man ja mitbekommen hat, um die Welt zu erleben, tatsächlich nur dann weiter ausbilden und genießen, wenn man ihnen auch mal einen mußevollen Auslauf gönnt. Den bauen die wenigsten in ihren Alltag ein, nicht mal in den Ferien.«

Im Buddhismus kennt man neben unseren fünf Sinnen Riechen, Schmecken, Tasten/Fühlen, Hören und Sehen noch das Denken als den sechsten Sinn. Dazu Claudia Müller-Ebeling: »Ich kann mir gut vorstellen, dass das im Buddhismus so ist. Die Buddhisten haben ja viele Techniken entwickelt, sich der Mechanismen bewusst zu werden, wie stark wir projizieren. Wie wenig wir die Wirklichkeit wahrnehmen, wie sie tatsächlich ist. Das ist eine hohe Schule der Wahrnehmung unserer eigenen Triebe und der drei Grundübel, die der Buddhismus als ›Hass‹, ›Gier‹ und ›Ignoranz‹ beschreibt. Das Denken, das wirkliche Denken, bedeutet, sich dieser drei Grundübel und der sonstigen Determinationen der Sinne bewusst zu sein und trotzdem etwas einschalten zu können, das uns Einsicht vermittelt. Einsicht und tiefe Erkenntnis. Also, in dem buddhistischen Kontext kann ich es gut verstehen, dass der sechste Sinn als ›das Denken‹ bezeichnet wird.«

In unserer Kultur und Sprache allerdings habe der sechste Sinn nichts mit dem Denken zu tun. Sechster und siebter Sinn seien das Gleiche: »…zwei Begriffe für die gleiche Sache, nämlich für die Intuition und für das, was mit den anderen Sinnen einfach nicht wahrgenommen werden kann.«

»Plastisch riechen«

Mit den Bezeichnungen »sechster« und »siebter Sinn« kommen wir vielem nahe, was die Honigbienen können. Sie riechen, schmecken, fühlen, hören und sehen, genau wie wir Menschen das tun. Aber die Sinne wurden bei ihnen zum Teil anders konstruiert und mit staunenswerten Extras versehen. Darauf beruhen ihre phänomenalen Leistungen als einzelne Tiere ebenso wie als Angehörige des Superorganismus Bienenstaat.

Während bei uns Menschen das Sehen ganz besonders wichtig ist, haben für die kleinen, dem Nektar verfallenen Kreaturen Sehen und Riechen beide größte Bedeutung. Denn ihr höchstes Ziel ist ja, Signale aufzufangen, die von Blüten ausgehen. Und Blüten heben sich durch ihre Farben und Düfte von ihrer Umgebung ab.

Während ihres ersten Lebensabschnitts im Stock ist es »stock«-dunkel. Da werden sie vor allem vom Geruch geleitet. Später beim Sammeln von Nektar und Pollen kommt das Sehen als ausgesprochen wichtig hinzu, die Bedeutung des Geruchssinnes bleibt aber bestehen. Denn jede Blumenart hat ihren besonderen Duft. Und ihre Blütenstetigkeit oder Blütenkonstanz, also dass die einzelne Biene auf einer blumenreichen Wiese beispielsweise erst mal nur von Löwenzahn zu Löwenzahn fliegt und bis auf weiteres keinen anderen zu bestäubenden Pflanzen Beachtung schenkt, lässt sich einzig und allein über die exakte Wahrnehmung durch die Kombination von Sehen und Riechen durchhalten.

Der Sehsinn der Bienen unterscheidet sich sehr von unserem, denn das menschliche Auge hat nur eine einzige Linse, die ein geschlossenes Bild überträgt. Das Auge einer Biene ist aus einer Facette von rund 6000 Einzelaugen aufgebaut, das eine Art Puzzle überträgt. So kann sie Details erst aus einer Entfernung von wenigen Zentimetern erkennen. Andererseits nimmt sie damit Bewegungen in Zeitlupe wahr. Wenn wir Menschen beispielsweise nach ihr schlagen, sieht sie das in allen Phasen ausgesprochen scharf. Wir bieten ihr daher eine ausgezeichnete Angriffsfläche. Wobei Bienen aber, anders als andere Insekten, kein Blut saugen, sondern nur zu ihrer Verteidigung stechen bzw. zur Verteidigung des ganzen Stocks.

Die Riechwerkzeuge der Bienen sitzen in den Fühlern. Sie sind nach einem anderen Bauplan gebaut als die des Menschen, bei dem in der Luft befindliche Riechstoffe in der Nasenhöhle auf zahlreiche Nervenfasern einwirken. Bei den Insekten sind Atmen und Geruchswahrnehmung voneinander getrennt. Ihre Atmungsöffnungen liegen seitlich am Körper. Am Fühler sitzt ihr Riechorgan, das mit winzigen Porenkanälen durchsetzt ist. Zwischen den unglaublich sensiblen Riechporen – der Geruchssinn ist bei den Honigbienen so hervorragend ausgeprägt, dass sie damit Blüten aus sehr großer Entfernung wahrnehmen können – stehen zahlreiche Tasthärchen. Die machen die Fühler zu dem, was schon der Name sagt: zu ihrem wichtigsten Fühl- oder Tastorgan.

Und jetzt kommt wieder eins der frappierenden Bienengeheimnisse: Die Kombination von Riechen und Fühlen bewirkt, dass sie »plastisch riechen«, wie es Karl von Frisch ausdrückt: »Für die Biene ist wohl der ›sechseckige Wachsgeruch‹ vom ›kugeligen Wachsgeruch‹ ebenso verschieden wie für uns der Anblick einer Wachswabe und einer Wachskugel. Für sie, die bei allen Verrichtungen in ihrem dunklen Bau nur auf den Tast- und Geruchssinn angewiesen ist, bedeutet solches eine entscheidende Bereicherung ihres Sinneslebens.«

Während das Riechen flüchtige Stoffe aus der Luft wahrnimmt, soll der Geschmackssinn die Nahrung prüfen. Bei uns Menschen und bei vielen Tieren besteht eine Vorliebe für »süß«, besonders bei den Bienen. Interessanterweise variiert ihre Sensibilität dafür je nach Jahreszeit. Wenn im späten Frühjahr der Nektar in den Blumen reichlich fließt, sind sie nicht einmal mit einer üppigen Zuckerlösung zu locken. Im Herbst aber, wenn der Speiseplan magerer wird, lassen sie sich auch von einer dünnen Lösung anziehen. Im Übrigen können Bienen genau wie wir Menschen zusätzlich zu »süß« noch »sauer«, »bitter« und »salzig« unterscheiden.

Mithilfe von Experimenten fand man heraus, dass Bienen Farben sehen und unterscheiden können, wobei sie Rot als tiefdunkles Grau wahrnehmen. Dafür können sie aber, anders als wir Menschen, Ultraviolett sehen, wodurch sie Blumenwiesen wesentlich differenzierter »durchchecken« können als wir.

Und noch etwas: Professor Dr. Jürgen Tautz, Verhaltensforscher, Soziobiologe und einer der bekanntesten Bienenforscher der Welt, schreibt in seinem umfassenden, phantastisch verständlichen und wunderbar illustrierten Buch *Phänomen Honigbiene* Folgendes: »Fliegen Bienen eilig über eine Landschaft, tun sie das mit einer Reisegeschwindigkeit von etwa 30 Kilometern in der Stunde. Bei dieser Fluggeschwindigkeit ist ihr Farbensehen abgeschaltet, sie sind dann farbenblind.« Warum? Weil die Tiere sich in diesem Moment nicht mit unnötigen Informationen zu belasten brauchen. Sie sind vollkommen damit beschäftigt, sich korrekt zu orientieren. Bienen sind also schnell, regelrechte Überfliegerinnen.

Während ihrer Orientierungsflüge merken sie sich in einem Flugbereich, der mehrere Kilometer nach allen Richtungen umfassen kann, alles Wichtige. Wesentlich sind dabei nicht nur die Dinge, die sie sehen, sondern auch Sonnenstand und Erdmagnetismus. Die Wahrnehmung von Letzterem hat aus unserer menschlichen Perspektive betrachtet definitiv mit dem sechsten oder siebten Sinn zu tun.

Sie erlernen also die Lage ihres Heimatstocks, wobei sie sich aber durchaus mal irren und in den falschen Stock einkehren können. Dann kommt es am Flugloch zum Hauen und Stechen. Um den Bienen beim Wiederfinden ihres richtigen Zuhauses zu helfen, lackieren manche Imker die Vorderfront der Stöcke in unterschiedlichen Farben. Noch günstiger ist, wenn man sie zusätzlich mit Mustern bemalt, so, wie das in vielen Gegenden traditionell üblich ist.

Der Tanz der Bienen

Wie die Bienen ihren Schwestern die Koordinaten einer guten Nektar- und Pollenquelle (»Tracht«) mitteilen? Durch sogenannte Rund-, Sichel- und Schwänzeltänze. Dabei spielen alle möglichen Faktoren eine Rolle, vor allem aber der Sonnenstand. Letzteres zeigt sich dadurch, dass die Tänze vormittags in die eine Richtung gehen, nachmittags in die entgegengesetzte. Über getippelte Codes, die sie im Stock auf den Waben ausführen, geben die Bienen die wichtigen Informationen weiter, und ihre Kommilitoninnen kapieren sofort, was Sache ist. Sie laufen den Tänzerinnen nach und nehmen mit den Fühlern den Duft der Tracht aus dem Haarkleid auf. Ohne weitere Anleitung fliegen die Neulinge aus und suchen in der Umgebung nach der ihnen vermittelten Trachtquelle.

Allerdings haben verschiedene Bienenvölker unterschiedliche »Sprachen«. Der Zeitsinn der Bienen macht es ihnen möglich, zusätzlich begrenzte »Öffnungszeiten« bestimmter Blüten zu beachten.

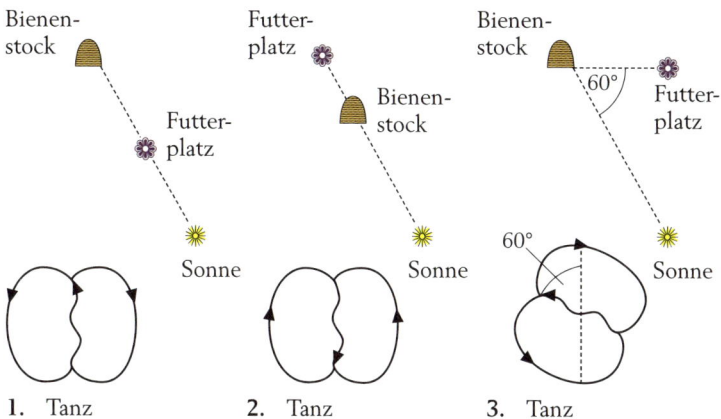

Bienensprache: Bedeutung des Schwänzeltanzes der Honigbiene an der vertikalen Wabenwand:
1. Futterplatz liegt in Richtung der Sonne
2. Futterplatz liegt entgegengesetzt zur Richtung der Sonne
3. Futterplatz liegt 60° links von der Richtung zur Sonne.

Dass die Bienen so hervorragend miteinander kommunizieren können, stellt einen wesentlichen Faktor dafür dar, dass sie schon zig Millionen Jahre auf diesem Planeten leben und überleben.

Die Erforschung der Tänze geht auf das Konto von Karl von Frisch. Wie gesagt wurde er dafür zuerst verlacht, dann wurde er weltbekannt und mit dem Nobelpreis ausgezeichnet.

Jürgen Tautz schreibt, die Leistungen, die durch die Sammelbienen zum effektiven Ausnutzen des Blütenangebotes erbracht werden müssen, sind:

* Blüten als solche zu erkennen,
* verschiedene Blüten zu unterscheiden,

- den Zustand der Blüten zu erfassen,
- zu wissen, wie sie die Blüten effektiv mit ihren Beinen und Mundwerkzeugen bearbeiten müssen,
- die geographische Lage der Blüten in der Landschaft zu bestimmen,
- die tageszeitlichen »Fenster« zu bestimmen, in denen unterschiedliche Blüten in ihrer Nektarproduktion besonders ergiebig sind,
- als Sender in einem Kommunikationsprozess den Schwestern die eigenen Erfahrungen mitzuteilen und schließlich
- als Empfängerinnen solche Mitteilungen zu verstehen und die Informationen umzusetzen.

Tautz betont, dass das Lernvermögen und die Fähigkeiten, Düfte und optische Reize zu unterscheiden, bei den Honigbienen so ausgeprägt sind, dass man die Leistungen mit denen von niederen Wirbeltieren vergleichen kann. Sie erbringen sogar abstrakte intellektuelle Leistungen. Offenbar sind sie fähig, Begriffspaare wie »rechts und links«, »symmetrisch und asymmetrisch« zu unterscheiden. Bienen seien in der Lage, aus Erfahrungen bestimmte Verhaltensregeln zu abstrahieren und diese Regeln sogar auf vollkommen neue Situationen anzuwenden. »Und es kommt noch besser: Honigbienen lernen rasch, unterschiedliche Orte und unterschiedliche Zeiten mit bestimmten Entscheidungen zu verbinden.« Die Resultate entsprechender Untersuchungen zeigten tatsächlich, dass Bienen in der Lage sind, ein vorher festgelegtes Tagesprogramm abzuarbeiten und zur rechten Zeit am rechten Ort zu sein und das Richtige zu tun. Das sei echte Bienenintelligenz, konstatiert Tautz.

Und noch etwas: Nach Kuh und Schwein steht die Biene

als nützlichstes Haustier des Menschen an dritter Stelle. An vierter Stelle kommt das Huhn.

Professor Tautz wurde für seine Arbeit schon mehrfach ausgezeichnet, unter anderem als einer der besten Wissenschaftskommunikatoren Europas. *Phänomen Honigbiene* ist für einen noch tieferen Einstieg in die Bienengeheimnisse eine optimal lesbare und verständliche Lektüre. Das Buch gehört zum Neuesten auf dem Gebiet der Bienenforschung.

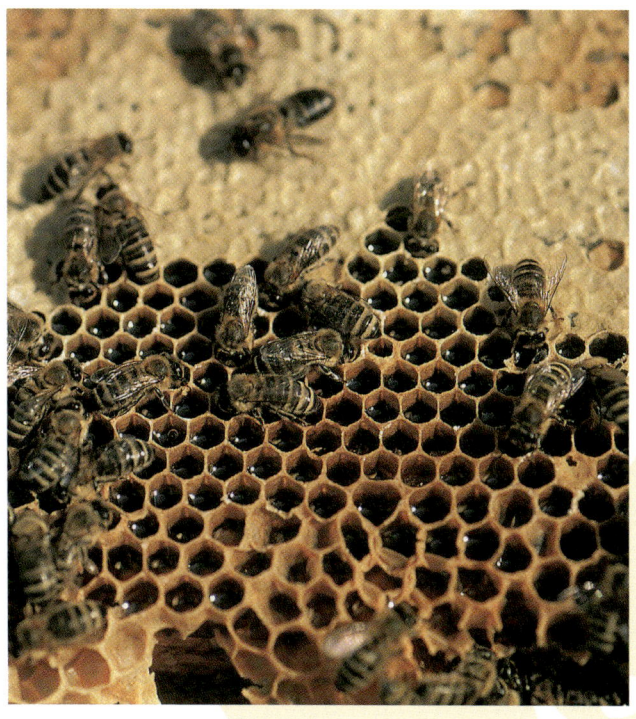

Imkerei: Von wilden und gezähmten Bienen

Edmund Hillary schildert in seiner Autobiographie *Wer wagt, gewinnt*, er sei ein schwächliches Kind gewesen. In seiner Schulklasse war er einer der Schmächtigsten, und er beteiligte sich kaum am Schulsport. Hillary wuchs zusammen mit einer älteren Schwester und einem jüngeren Bruder in dem Städtchen Tuakau auf der Nordinsel Neuseelands auf. Sein Vater leitete als »Chefredakteur« die lokale Wochenzeitung, die er auch selbst druckte. Nebenher hatte Hillary senior eine kleine Landwirtschaft und, ja, Bienen.

»Mein Vater hatte sich schon lange mit der Imkerei beschäftigt, zuerst als Hobby und später, weil es eine ganz einträgliche Nebeneinnahme war. Es fiel ihm nicht leicht, sich seinen Vorgesetzten bei der Zeitung unterzuordnen, und so entschloss er sich schließlich, den Journalismus aufzugeben und sich ganz der Bienenzucht zu widmen.« Später wurde der Vater Präsident der New Zealand Beekeepers' Association und gründete eine Imkerzeitschrift.

Edmund, sein Bruder und seine Mutter arbeiteten fleißig in der Imkerei mit. An allen Wochenenden, in den Ferien und an den langen Sommerabenden war er vollkommen damit beschäftigt. Für irgendwelche »Mätzchen« fehlten ihm sowohl die Zeit als auch die finanziellen Mittel. Erst als er sechzehn Jahre alt war, in seinem letzten Schuljahr, erübrigte der Vater für ihn nach einer guten Honigernte das Geld für einen mehrtägigen Schulausflug zum Mount Ruapehu. Dort sah Hillary zum ersten Mal in seinem Leben Schnee und Eis: »Als ich um zwei Uhr morgens in mein Feldbett kroch, hatte ich das Gefühl, eine fremdartige, erregende neue Welt betreten zu haben.« Er sei mit flammender Begeisterung nach Hause zurückgekehrt.

Zwei Jahre lang studierte er, danach brachen er und auch sein Bruder das Studium ab, um nur noch für den Vater in der Imkerei tätig zu sein. »Es war ein schönes Leben an der frischen Luft und im Sonnenschein, doch wir mussten auch schwer arbeiten. In gewisser Weise war es auch ein risikoreiches und abenteuerliches Leben, ein ständiger Kampf gegen die Launen des Wetters.« Ein ideales Trainingsumfeld also für einen, der sich anschickte, der berühmteste Bergsteiger der Welt zu werden.

Die Hillarys besaßen in dem schönen Weidegebiet südlich von Auckland 1600 Bienenstöcke, das bedeutet: Bienenvölker mit Wohnung, und die waren auf fünfzig verschiedene Farmen verteilt. Sie zogen von einem Platz zum nächsten, besonders wenn mehrere Völker sich entschlossen, gleichzeitig zu schwärmen. Im Vorhinein war nie zu sagen, wie gut die Ernte ausfallen würde. 20 Tonnen Honig waren wenig, 60 Tonnen viel: »(Wir) schleppten … Tausende von 90 Pfund wiegenden Kisten mit Waben zur Schleuder und lachten nur, wenn wir täglich ein Dutzend oder mehr Bienenstiche abbekamen. Wir waren unverbesserliche Optimisten.« Im Sommer arbeiteten sie sieben Tage in der Woche von morgens bis abends, oft sogar bis spät in die Nacht hinein.

Als Imker brauchte Edmund Hillary keinen Wehrdienst zu leisten, denn seine Arbeit diente der Versorgung der Zivilbevölkerung. Aber er meldete sich 1942 freiwillig zur Luftwaffe.

Eine seiner ersten Aufgaben als Soldat bestand darin, in einem Munitionsdepot der Marine-Infanterie Tausende von Granaten von einem offenen Feld auf eine betonierte Plattform zu tragen. Der Offizier, der die Arbeit beaufsichtigte, meinte, das werde den ganzen Tag beanspruchen. Hillary schreibt: »Ich war gewohnt, eine möglichst große Zahl von 60 Pfund schweren Honigeimern in möglichst kurzer Zeit an einen Ort zu tragen, und konnte mir nicht vorstellen, dass diese Aufgabe so lange dauern würde. Die erste Granate brachte ich, wie mein Bruder und ich es mit den Honigeimern getan hatten, im Laufschritt an ihren neuen Platz.« Dann stellte er fest, dass eine Granate für ihn viel zu leicht war. So nahm er das nächste Mal zwei. Den Kameraden leuchtete das ein, und es entwickelte sich ein regelrechter Wettlauf. Um die Mittagszeit war die Arbeit getan, und der bedauernswerte Offizier wusste nicht, was er am Nachmittag mit seinen Jungs anfangen sollte.

So entwickelte sich also aus einem schmächtigen Schulkind ein mehr als sportlicher Soldat bei der Royal New Zealand Air Force. Und wer war schuld? Die Bienen!

Hillarys Aufgabe im Zweiten Weltkrieg wurde dann die Beobachtung von Flugzeugen. 1951 unternahm er eine Everest-Erkundungsfahrt, 1953 bezwang er als Erster den Gipfel. In seinem Buch *Ich stand auf dem Everest* berichtet er ausführlich über die Mühen, die das Schleppen der Verpflegung bereitete. Honig gehörte als Kraftfutter zu dieser Verpflegung, allerdings stammte er nicht von zu Hause, sondern aus den Vorräten von Schweizer Bergsteigern. Wobei man in Hillarys Texten vergeblich nach Details sucht, die in Richtung Medizin oder »Kulinarik« gehen. Viel mehr als »Essen und Trinken schmeckten vortrefflich« äußert er nicht.

Die Bücher von Sir Edmund Hillary richten sich an Menschen, die sich fürs Bergsteigen und für Expeditionen begeistern. Imkerei und Honig sind nur Randthemen. Dennoch kommen sie immer wieder vor, und es ist ausgesprochen interessant, welch wichtige Rolle sie bei der Karriere dieses ungewöhnlichen und berühmten Mannes gespielt haben. Die Bücher zeugen zudem davon, wie stark sich durch den technischen Fortschritt, das Zusammenwachsen der Kontinente usw. unser Leben verändert hat. Sie liefern einen ganz besonderen Einblick in die Zeitgeschichte.

Superorganismus »Bien«

Bevor die Menschen lernten, Bienen zu »zähmen« und in künstlichen Behausungen zu halten, sammelten sie Honig von Wildbienen. Begriffe wie »Zähmen« oder »Haustiere« im Zusammenhang mit Bienen lesen sich allerdings nur nett, korrekt sind sie nicht. Denn Bienen werden immer Wildtiere bleiben, die den Menschen in keinerlei Hinsicht brauchen.

Das Sammeln von Honig aus Behausungen von Bienen im Wald (»Bienenbeuten«) nannte man »Zeidlerei«, die Berufsbezeichnung lautete »Zeidler«. Dieser Stand war angesehen und sehr auf seine Rechte bedacht. In bestimmten kulturellen Phasen mussten Personen, die dazu nicht berechtigt waren, mit dem Leben bezahlen, wenn sie sich einfach so beim wilden Honig bedienten.

Ein bedeutendes Zentrum der Zeidlerei war Nürnberg mit seiner Lebkuchenherstellung. Im Reichswald nahe Nürnberg lebten viele Waldbienen. Noch heute ist »Zeidler« oder »Zeitler« als Nachname ausgesprochen verbreitet.

Hohle Bäume wurden manchmal zersägt und als erste Versionen von Bienenstöcken aufgestellt. Daher kommt auch der Name »Stock«: Die Baumstümpfe kann man ja als dicke Stöcke ansehen.

Zeidlerei und Bienenzucht liefen und laufen parallel. Während einerseits die Menschen im Reichswald Honig sammelten, gab es in den umliegenden Klöstern Bienenzucht. Die Klöster und Kirchen waren wegen ihres Verbrauchs an Kerzen besonders am Bienenwachs interessiert.

Als ältester Beleg dafür, dass Menschen schon sehr, sehr lange versuchten, Bienen zu »zähmen«, gilt eine Felsmalerei nahe Valencia in Spanien, die eine Frau mit Bienen darstellt. Die Zeichnung ist etwa 12 000 Jahre alt.

Die Ägypter und Griechen bauten aus geflochtenen Zweigen, Schilf, Ton und Nilschlamm liegende Röhren als Wohnungen für Bienen. Das Gleiche taten die Römer, aber sie verwendeten keinen Ton, sondern Materialien wie Korkrinde und Holzscheite. Bis heute werden liegende Röhren benutzt, zum Beispiel in Afrika und Südamerika. Der Zugriff auf Honig und Wachs war und ist so relativ einfach, aber leider praktisch immer mit dem Tod der Insekten verbunden.

In ihrem schönen und umfassenden Buch *Honig* schreiben Jane Charlton und Jane Newdick, die ersten stehenden Bienenkörbe datierten zwischen 500 und 100 v. Chr. Sie waren aus Weidenzweigen gefertigt. Bienenkörbe aus Stroh, in Getreideanbaugebieten ein preiswertes und einfach zu verarbeitendes Material, wurden vermutlich seit Beginn des Christentums hergestellt. Sie waren in ganz Europa verbreitet, und das sind sie zum Teil bis heute. Um sie vor Witterungseinflüssen zu schützen, wurden sie in Haus- oder Gartenmauern gestellt. Auf besonders schönen Anwesen konstruierte man solche »Bienenstände« als kleine architektonische Kunstwerke.

Bei uns in Deutschland und in Osteuropa baute man spezielle Bienenhäuser, um darin gleichzeitig mehrere Bienenvölker zu halten. Manchmal waren das stabile Gebäude aus Holz oder Stein. Auf der einen Seite hatten die Bienen ihren Platz. Auf der anderen Seite konnten die Imker an die Stöcke gelangen und dort witterungsgeschützt ihre Arbeiten verrichten.

Mitte des 17. Jahrhunderts erfand man verschiedene Systeme, Honigwaben zu entnehmen, ohne dabei die Bienen töten zu müssen. Im 18. und 19. Jahrhundert entwickelten Hobby- und Berufsimker herausnehmbare Rahmen. Jane Charlton und Jane Newdick schreiben:»Der tatsächliche Durchbruch gelang 1851, als Reverend Lorenzo Lorraine Langstroth aus Pennsylvania die ›Wabengasse‹ entwickelte.« Diese Gasse zwischen den einzelnen Waben sei zu groß, um von den Bienen mit Wachs verbaut zu werden, aber dennoch groß genug, um ihnen ausreichend Bewegungsfreiheit darin zu ermöglichen. Langstroth soll die Idee im Traum gehabt haben.

So war der Vorläufer für alle nachfolgenden Entwicklungen geschaffen, zum Beispiel die des deutschen Imkers und Schreinermeisters Johannes Mehring (1815–1878), Wände aus Bienenwachs mit aufgeprägter sechseckiger Zellform herzustellen und in die Rahmen einzusetzen. Es ist das Material, das man von zusammengerollten Bienenwachskerzen kennt und welches den Bienen als Grundgerüst diente und dient. Ihre baumeisterliche Tätigkeit wird dadurch vereinfacht und beschleunigt, angewiesen sind sie aber auch darauf keineswegs.

Mehring war übrigens der Erste, der das Bienenvolk als ein »Einwesen« definierte. Es entspreche einem Wirbeltier, schrieb er. Die Arbeitsbienen seien der Gesamtkörper, seine Erhaltungs- und Verdauungsorgane, während die Königin den weiblichen, die Drohnen den männlichen Geschlechtsorganen entsprächen. Diese Sichtweise führte zu dem Begriff »Bien«. Imker sprechen von »dem Bien« als dem einzigen lebenden Organismus.»Die Biene« ist das ohne diesen Organismus nicht überlebensfähige Einzelinsekt.

Der amerikanische Biologe William Morton Wheeler

(1865–1937) prägte aufgrund seiner Arbeiten an Ameisen 1911 den Begriff »Superorganismus«, der auch für Bienen bzw. »den Bien« gilt.

Das Bienenjahr

Allerfrühestens im Februar, bei einer Außentemperatur von 7 bis 8 Grad, beginnt das Bienenjahr. Dann schwärmen die Bienen zu einem sogenannten Reinigungsflug aus, bei dem sie zum ersten Mal nach der Winterpause ihre Kotblase entleeren. Zudem dient der Flug dazu, sich nach nektar- und pollenbildenden Pflanzen umzuschauen. In dieser Zeit kontrolliert der Imker die Behausung auf Schäden, und er reinigt sie. Wenn er Hand anlegen muss, trägt er Schutzkleidung und macht die Insekten mit Rauch leicht dusselig, damit ihre Angriffslust reduziert ist.

Eine weitere seiner Aufgaben besteht darin, zuzusehen, dass genügend Vorräte an Pollen und Honig bzw. Zuckerlösung zur Verfügung stehen, wenn die Königin mit der Eiablage begonnen hat. Eventuell führt er Honig und Wasser zu und setzt neue Rahmen mit Mittelwänden aus den beschriebenen dünnen Wachsplatten ein.

Die Bienen sind in unseren Breiten übrigens die ersten Insekten, die sich zeigen. Wenn sie im Mai zu schwärmen beginnen, muss der Imker die Schwärme möglichst schnell einsammeln. Damit kann er neue Bienenstöcke aufbauen. Es gibt aber auch noch andere Möglichkeiten, Bienen zu vermehren.[3]

Um einen speziellen Honig zu ernten, stellt der Imker seine Kästen an entsprechende Orte: in die Nähe von Kleewiesen, blühenden Linden, Rapsfeldern usw. Rapshonig muss den Waben zügig entnommen werden, weil er sehr schnell hart wird.

Ab dem Frühsommer kann Honig geerntet werden. Der meiste aber wird im späten Sommer eingesammelt. Dazu nimmt der Imker die Rahmen aus den Kästen. Mit einem erhitzten Messer oder mit einem kammartigen Spezialinstrument entfernt er die von den Bienen gebauten Wachsdeckel von den Honigzellen. Er schleudert den Honig aus den Waben, siebt ihn und füllt ihn in Gläser. Das Wachs verwendet er separat. Um ihn als »Echten Deutschen Honig« verkaufen zu können, wie es auf den entsprechend gekennzeichneten Gläsern steht, muss er einen speziellen Kurs absolvieren. Dort lernt er, welche Kriterien zu erfüllen sind. Diese Verpflichtung und das Warenzeichen sind schon 75 Jahre alt. Anhand der auf dem Zeichen aufgedruckten Nummer könnte, wenn nötig, der Bienenzüchter gefunden werden, von dem der Honig in exakt diesem Glas stammt. Wenn Sie solchen Honig kaufen, sind Sie also in jeder Hinsicht auf der sicheren Seite.

Nach der Ernte kontrolliert der Imker, ob seine Bienen gesund sind, und eventuell behandelt er sie. Weil er so viel Honig entnommen hat, dass der Rest als Nahrungsvorrat für den Winter nicht ausreichen würde, gibt er jedem Volk 3 bis 5 Kilogramm Zucker in Form von Zuckerwasser. Das wird problemlos akzeptiert und schadet den Bienen nicht.

Dann dichtet er den Stock ab, damit »der Bien« gut über den Winter kommt. Dieser bildet zur besseren Wärmeregulierung eine sogenannte Wintertraube, in der eine konstante Temperatur von 12 bis 15 Grad herrscht.

Übrigens haben wir in Deutschland über 100 000 Imker. Die meisten von ihnen betreiben die Bienenzucht als Hobby.

Dass Bienenstaaten überwintern, ist etwas Besonderes. Lediglich einige Ameisenarten tun dies. Wespen- und Hummelstaaten leben nicht länger als einen Sommer. Bei ihnen schaffen es nur wenige befruchtete Weibchen durch den Winter. Die begründen dann im folgenden Frühjahr einen neuen Staat.

Sir Edmund Hillarys Schilderungen zeigen, was auch schon in früheren Zeiten und in anderen Kulturen galt: Bienenzucht bedeutet schwere, zum Teil riskante körperliche Arbeit und ist eher Männer- als Frauensache. Um allerdings denjenigen Frauen Respekt zu zollen, die diese Arbeit trotzdem taten und tun, wurde 2008 als das Jahr der Imkerin ausgerufen.

Bienenzüchterinnen

Eine, die einen sehr guten Einblick hat, sieht die Sache anders. Nicht wegen der schweren Arbeit, sondern weil Frauen wegen ihrer Monatsblutung als »unrein« angesehen wurden, waren Imker Männer. »Irgendwann hörten die Leute aber auf, es so zu betrachten. Wahrscheinlich, weil gerade mal wieder Krieg war und die Männer unterwegs. Wer sollte sich also um die Bienen kümmern?«

Diese klaren Worte stammen von Bärbel Scheuber, Krankenpflegerin der Gemeinde Neuenstadt in der Region Heilbronn-Franken, Baden-Württemberg. Sie wuchs auf einem Bauernhof dort in der Gegend auf, ihr Vater hatte Bienen. Als er vor etwa fünfzehn Jahren starb, übernahm sie die Völker. Zurzeit sind es zwölf.

»Mein Vater hatte Draculabienen«, erinnert sie sich mit Grausen. Sie hätten extrem schnell zugestochen. Ihre Völker heute sind durch Zucht weniger aggressiv. Außerdem scherzt sie: »Rauch ist die Peitsche des Dompteurs.« Wenn sie ihren kleinen Freunden nahekommt, verwendet sie Rauch,[4] um ihnen ein bisschen den Kopf zu verdrehen.

Während meines Besuchs bei ihr bietet mir Bärbel Scheuber vor dem Öffnen der Stöcke an, meine unbekleideten Körperteile mit einer Bienenschutzcreme einzureiben. Auf der Tube steht, die meisten Bienenstiche seien die Folge von Körperausdünstungen. Die Creme, erhältlich im Imkereibedarf, besteht unter anderem aus ätherischen Ölen, zum Beispiel Eukalyptusöl. Daher neutralisiert sie Körpergeruch. Und, besonders praktisch, sie hilft auch dann, wenn am Ende doch eine Biene ihren Stachel und ihr Leben geopfert hat. Nach dem Entfernen des Stachels wirkt sie kühlend und abschwellend. Als anderes wunderbar linderndes Mittel empfiehlt Bärbel Scheuber – Honig. Einfach dünn auftragen und einwirken lassen.

Die Einnahme der homöopathischen Medikamente Apis und Arnica hilft, die Folgen eines Bienenstichs in Grenzen zu halten und die Zeit der Beschwerden abzukürzen. Man kann sie, wenn man sich in Gefahr wähnt, auch schon vorsorglich nehmen. Wobei, so sagt die Krankenschwester, ein Bienenstich das Immunsystem enorm stärkt.

Sie selbst arbeitet ohne Schutzkleidung, wird pro Saison um die zehnmal gestochen und ist nach wie vor nicht sonderlich scharf darauf. Es tut ihr auch heute noch weh. Dass man sich an die Stiche und die Schmerzen gewöhnt, stimmt offenbar nicht, jedenfalls nicht für sie. Aber sie findet andererseits, dass ein Stich auch keine große Sache ist.

Als eine vorbeugende Maßnahme sieht sie es an, dass sie zügig und gleichzeitig mit großer Einfühlsamkeit agiert. Sie nimmt sich Zeit, denn Hektik mögen Bienen nicht. Manch-

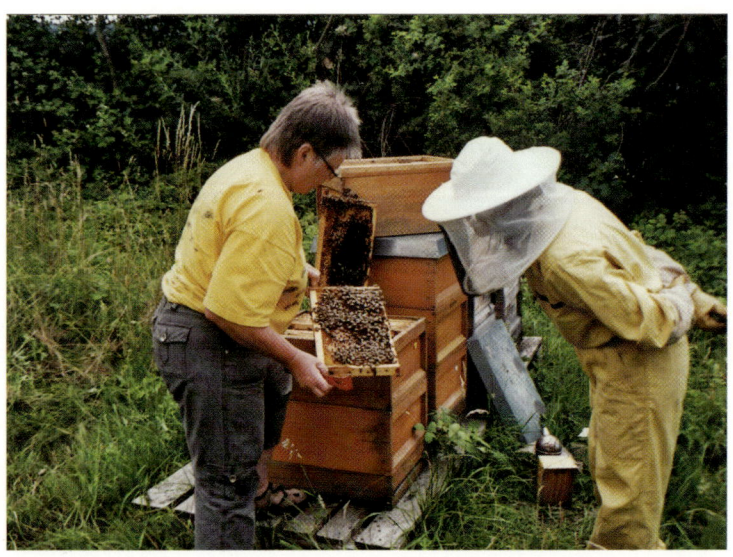

Imkerinnen Bärbel Scheuber (li.) und Eva Brand.

mal kann sie sogar während der Arbeit die Zeit vergessen. Auch lauscht sie dem Summen ihres »Biens«. Wenn sich alles eher aggressiv anhört, werden Inspektion oder Honigentnahme einfach aufs nächste Mal verschoben.

Ihrer Beobachtung nach fällt Frauen dieser sensible Umgang mit den Insekten manchmal leichter als den Männern. Bärbel Scheuber ist Mitglied im Heilbronner Bezirks-Imkerverein. Dort gibt es genau wie in den anderen Imkervereinen im deutschsprachigen Raum, die übrigens alle miteinander vernetzt sind, regelmäßige Informationen über die neuesten wissenschaftlichen Erkenntnisse. Als Referenten sind immer wieder namhafte Experten eingeladen, zum Beispiel Professor Jürgen Tautz aus Würzburg.

Bei einem Treffen des Vereins war genau erklärt worden, wie man mit Ameisensäure einer bestimmten Verdünnung zu einem ganz exakt berechneten Zeitpunkt gegen die Varroamilbe vorgehen kann. Das ist ein in unseren Breiten katastrophal wirkender Feind der Bienen (dazu später mehr). Bärbel Scheuber und einige andere Imker befolgten die Anleitungen, und die Milbe schädigte daraufhin im Winter 2007/08 ihre Völker gar nicht oder nur kaum.

Sie erinnert sich, dass ein Kollege sie im Frühling 2008 fragte: »Wie viele Völker haben bei Ihnen den Winter überlebt?«, und sie antwortete: »Alle.« Da begann der Mann zu weinen, denn seine waren komplett zugrunde gegangen. Dabei besaß er jahrzehntelange Erfahrung! Offenbar hatte er zu sehr auf diese Erfahrung gebaut und die »sanfte Chemie« Ameisensäure nach dem Rezept Pi mal Daumen verwendet. Die Bienenzüchterin aber und auch einige regelrechte blutige Anfänger hatten es ganz genau nach Anweisung gemacht und waren damit erfolgreich gewesen – eine bittere Erfahrung für den, der sich in seiner Materie sicher wähnte.

»Man muss, was man bei diesen Vorträgen und Seminaren an neuesten wissenschaftlichen Erkenntnissen mitbekommt, auch umsetzen können«, kommentiert Bärbel Scheuber.

Es ist deutlich zu spüren, dass es ihr Freude macht, Bescheid zu wissen und ihre Erfahrungen weiterzugeben. Bei Landesgartenschauen unterrichtet sie Schulklassen im »Grünen Klassenzimmer« zum Thema »Bienen«. Da gibt es Schaukästen, Lehrpfade, bewohnte Bienenbehausungen … So eine neunzigminütige Unterrichtsstunde vor Ort, außerhalb des Schulgebäudes, bringt den Kindern viel an Information und Freude, und sie nimmt ihnen die Angst und Scheu vor den Insekten. Die Landes- und Bundesgartenschauen sind übrigens generell eine gute Anlaufstelle zur Information über Bienen. Auch Erwachsene zeigen sich ausgesprochen fasziniert, umso mehr, je bekannter wird, dass die Bienen bedroht sind. Wenigstens hat die bedenkliche ökologische Situation diesen positiven Effekt!

Manchmal muss sich Bärbel Scheuber allerdings auch mit ihrem Know-how zurückhalten. Die Fachfrau sowohl für Bienen und Bienenprodukte als auch für Medizin kennt sich natürlich bestens mit den Wirkungsweisen und therapeutischen Möglichkeiten aus. Dass zum Beispiel Propolis oder Propolis-Tinktur ein Geheimtipp zur Heilung von schmerzhaften und hartnäckigen Nagelbettentzündungen an den Zehennägeln ist – das öffentlich zu äußern wäre nicht gut, da muss sie sich auf die Zunge beißen. Offiziell darf sie über solche medizinischen Anwendungsmöglichkeiten nicht viel sagen, weil es sonst rechtliche Probleme gäbe.

Sie weiß, dass im Ostblock zu Zeiten des Kommunismus nur wenig moderne Medikamente wie Antibiotika zur Verfügung standen. Und dass deswegen dort sehr viel mit Bienenprodukten geheilt wurde und wird. Dort ist volks- bzw. naturheilkundliches Wissen nicht in so hohem Maße verloren gegangen wie bei uns.

Bienen und Steinbildhauerei

Der Kontakt zu Bärbel Scheuber kam so zustande: Ich fragte Tanja von Heintze vom »Frauenhof im Allgäu«, einem zauberhaft gelegenen Seminar- und Erholungsort nahe Kempten, ob sie eine Imkerin kenne, mit der ich mich für mein Buchprojekt unterhalten könne. Die Antwort lautet, ja, gerade sei bei ihr die Diplompädagogin und Steinbildhauerin Eva Brand zu Gast, sie gebe einen Workshop in Bildhauerei. Bei sich zu Hause in Bretzfeld, Hohenlohe, habe sie Bienen.

Ich schaute mir Eva Brands Webseiten an und nahm Kontakt mit ihr auf. Sie antwortete mir, ja, ich dürfe gern zu einem Gespräch kommen. Sie selbst allerdings stehe mit der Imkerei noch am Anfang und wolle gern ihre Freundin Bärbel Scheuber dabeihaben, die schon lange Bienenzüchterin ist.

An dem Junitag meiner Reise von München in die Region Heilbronn-Franken finde ich im Magazin 6/2008 der Deutschen Bahn, das im Abteil ausliegt, einen Artikel über die Zucht von Bienenköniginnen. Jeweils 300 Königinnen werden, so heißt es in dem Beitrag, alle zwei Wochen von Mai bis August von Celle aus auf die Nordseeinsel Neuwerk gefahren. Da ist Paarungszeit. Während sich ihre Artgenossinnen auf dem Festland mit jedem »dahergeflogenen« Drohn paarten, mitunter sogar mit ihren eigenen Brüdern, warteten auf Neuwerk lediglich ausgewählte Zuchtexemplare auf die Königinnen. Durch die Insellage könnten auch keine ungebetenen Bienen zuwandern. So gehe der Imker sicher, dass seine Königinnen auf ihren Hochzeitsflügen nur das Sperma der Zuchtdrohnen sammelten, und zwar genug, um in den nächsten Jahren rund eine halbe Million Eier zu legen. Daraus schlüpften dann Bienen, die – je nach Auslesekriterium – besonders widerstandsfähig, fleißig oder sanftmütig seien.

Die »Inselköniginnen« kosten fünfzig Euro pro Stück, einfache Artgenossinnen zehn Euro. Sie werden von den niedersächsischen Züchtern zu anderen Imkern in Deutschland, Polen und England geschickt.

Kennen Bärbel Scheuber und Eva Brand diese Vorgehensweise und was halten sie davon? Ja, sie kennen sie und haben kein Problem damit, denn sie schadet den Bienen nicht. Künstliche Befruchtung allerdings, die hier und da praktiziert wird, lehnen sie ab.

Mitten in einer Wiese oberhalb des Weinbergs auf den Adelsfurter Hälden sitzen wir drei Frauen auf Klappstühlen über einem köstlichen sommerlichen Picknick mit Tomaten-Rucola-Salat, in Kräutern eingelegten Oliven, Brot, Butter, Käse, Obst und selbstverständlich eigenem Honig. Die Wiese gehört Eva Brands Vermieter. Er hat ihr erlaubt, den Sommer über hier ihre Bienenkästen aufzustellen. Die süßen Schwärmer summen also die ganze Zeit um uns herum. Zeitweise schweben zwei Milane über uns, Adler. Für einen kurzen Moment beginnt es zu tröpfeln, später strahlt die Sonne. Es ist alles dran an diesem schönen Ort und diesem langen, erleuchtenden Gespräch.

Ich berichte von dem, was ich über Sir Hillary herausgefunden habe. »Bestimmt hatte er bei seiner Mount-Everest-Besteigung Pollen dabei«, meint Bärbel Scheuber. Das habe er nicht geschrieben, sage ich. Nein, sie könne sich gut vorstellen, dass er das nicht erwähnt habe. Aber Pollen stellten die konzentrierteste Eiweißnahrung überhaupt dar. Mit Sicherheit hätten sie zum Reiseproviant gehört.

Eva Brand erzählt, dass sie schon als Kind von Bienen fasziniert gewesen sei. Genau wie Bärbels Vater habe ihr eigener Vater Bienen gezüchtet. Vor einigen Jahren habe sie beim Imkerverein einen Kurs absolviert und mit der Praxis begonnen. Dann sprach die Unabhängige Frauenliste Langenbrettach, bei der Bärbel Scheuber engagiert ist, sie für das Projekt »Frauengeschichte im Fluss« an. Eine Keramikerin und sie als Steinbildhauerin gestalteten zusammen mit den Frauen einen Bachlauf mit Keramiken und bearbeiteten Steinen, ein »fließendes Denkmal«. So lernten sich Eva und Bärbel kennen. Eine hilft der anderen bei dem auf die Sprünge, womit sie mehr Erfahrung hat, eine mit dem Imkern, eine mit dem Künstlerischen.

Durch ihre extrem starke Reaktion auf einen Bienenstich bemerkte Eva zu ihrer eigenen Überraschung, dass sie allergisch ist. Sie nahm Apis und Arnica, verließ sich darauf, dass Bienengift das Immunsystem aktiviert, und aß viel von ihrem eigenen Honig. »Der stärkt sowieso«, sagt sie. »Und die lokalen Pollen, die man mit ihm zu sich nimmt, desensibilisieren einen.« Mehr tat sie nicht. Zu der Zeit, als die Allergie auftrat, ging es ihr seelisch nicht gut. Dass sie sich mittlerweile psychisch stabilisieren konnte, habe mit Sicherheit dazu beigetragen, dass sie heute keine allergischen Reaktionen mehr hat. Vorsorglich allerdings trägt sie Schutzkleidung, als wir uns später ihren Bienen zuwenden. Man kann also mit einer Allergie gelassen umgehen und sie »aussitzen«.

Ich bin beeindruckt davon, zum ersten Mal gefüllte Waben zu sehen, auf denen unzählige Bienen sitzen und emsig ihrem Tagewerk nachgehen. Wie schwer diese Rahmen sind! Tatsächlich tropft kein Honig heraus, weil die Bienen die Zellen so clever konstruiert haben.

Zum ersten Mal schmecke ich eine Flüssigkeit, die man nicht mehr als Nektar, aber auch noch nicht als Honig bezeichnen kann. Sie ist süß und besitzt noch keine Farbe.

Bärbel Scheuber kratzt mit einem kleinen Spachtel eine leicht klebrige, dunkelbraune Substanz von einigen Stellen, wo die Waben die Holzrahmen treffen. Das ist Propolis, der von den Bienen gesammelte Kitt, den sie zum Bauen brauchen. Ich lutsche und kaue die Substanz, sie schmeckt angenehm nach Harz. Später empfinde ich ein Taubheitsgefühl in meinem Mund. Und erfahre, dass in früheren Zeiten, als es noch keine Betäubungsmittel gab, die Menschen vor Zahnoperationen Propolis bekamen, damit sie die Schmerzen weniger spürten.

Heute wird von naturheilkundlich orientierten Zahnärzten

Propolis-Zahncreme empfohlen, weil sie hervorragend desinfiziert, dabei aber nicht aggressiv wirkt.

Eine weitere Premiere bedeutet für mich das Kosten von Gelée royale. Es ist weiß und schmeckt weniger süß als Honig und Propolis. Weil da, wo ich nach Bärbel Scheubers Anweisung meinen kleinen Finger hineintunken soll, auch eine Königinnen-Made liegt, ist dieser Part mit etwas Ekelgefühl verbunden. Aber ich weiß, dass alles um die Bienen absolut sauber ist und dass das Ekelgefühl in meinem Kopf entstand. Mir bekommt alles, womit ich an diesem Tag gefüttert werde, ganz ausgezeichnet.

Die beiden Frauen nehmen nach und nach die Rahmen aus den Kästen und schauen sich an, ob mit Bienen, Waben und Honig alles in Ordnung ist. Sie stellen fest, dass demnächst Honig geerntet werden muss. Nicht alles von ihrer Fachsimpelei ist für mich verständlich, aber ich horche auf, als Bärbel Scheuber sagt, nein, von dieser einen bestimmten Maßnahme lasse sie jetzt lieber die Finger: »Wir sind zeitlich noch zu nah an der Sommersonnenwende dran.«

Ich frage nach und bekomme bestätigt, ja, die Bienen besitzen eine Antenne für die Länge der Tage. Diese Antenne empfängt, wenn nach der Frühjahrs-Tagundnachtgleiche (am 21. März) die Tage länger und nach der Sommersonnenwende (am 21. Juni) wieder kürzer werden.

Was Eva Brand an ihrem Kontakt mit den Bienen so fasziniert, kann sie genau beschreiben: »Sie sind einerseits Haustiere, andererseits sind sie wild. Ich muss mich mit ihrem Wesen verbinden und mit ihnen kooperieren, dann klappt es auch. Wenn ich zum Beispiel Honig ernte, singe ich. Das ist gut für mich selbst und offenbar für die Bienen ebenfalls. Ich bedanke mich bei ihnen, auch das tut beiden Seiten gut. Bei den Bienen kümmert sich jede um das Ganze, das finde ich klasse. Seit ich Imkerin bin, beschäftige ich mich mit all diesen Themen intensiv. Ich lerne dabei viel über mich selbst.« Bärbel Scheuber bestätigt, was Eva sagt. Sie sieht es ähnlich. Und sie erwähnt, dass Imker erwiesenermaßen länger leben und weniger krank sind als andere Menschen, woran auch immer genau das liegen mag – noch ein kleiner Bonus extra.

Die Welt der Bienenzüchter ist eine besondere. Leute »draußen« wissen nicht viel davon. Es gibt eine spezielle Sprache, außergewöhnliche Sachverhalte, zeitliche Rhythmen, Werkzeuge, Produkte … Und es gibt die intensive, tiefe Beziehung zu den Tieren. Sie ist so stark, dass, wie berichtet, gestandene Männer Tränen vergießen, wenn es um Verlust und Tod geht.

Diejenigen, die sich mit dem fesselnden »Phänomen Honigbiene« wissenschaftlich auseinandersetzen, tun das nicht vom Elfenbeinturm aus, sondern sie sind fast alle Imker. Zwischen Theoretikern und Praktikern besteht ein respektvoller und freundschaftlicher Kontakt auf gleicher Augenhöhe. Man kennt sich. All das ist ungewöhnlich.

Sie seien Praktikerinnen, sagen Eva Brand und Bärbel Scheuber, und die Imkerei sei ihr Hobby. So viel sie persönlich von ihr profitieren, finanziell lohne sie sich nicht.

Sie essen ihren eigenen Honig und verkaufen ihn an Freunde und Bekannte. Bärbel geht auch auf einige lokale Märkte. Ja, sie nehmen etwas Geld ein. »Aber es ist hier wie in vielen anderen Bereichen. Am meisten verdienen nicht diejenigen, die sich reinknien, sondern die anderen, die das Zubehör herstellen und verkaufen.« Unterm Strich geht es, was das Materielle betrifft, für sie plus/minus null aus.

Aber die Kontakte, die sich ergeben, die intensiven Stunden in der Natur, während deren sie die Zeit vergessen und innerlich auftanken, das Verstehen einer jahrmillionenalten

Logik in der Schöpfung, die Liebe zu den kleinen Kreaturen: Das alles bringt sie dazu, immer weiterzumachen und immer tiefer einzusteigen.

Was liegt ihnen besonders am Herzen, was beispielsweise die Leser dieses Buches tun sollten, damit wir die Bienen behalten?

»Den Imker ums Eck unterstützen.« Damit tue man allen Beteiligten den größten Gefallen. Zum einen sich selbst, weil der lokale Honig aus den hiesigen Pflanzen auch genau die Informationen enthält, die man für seine Gesundheit und sein Wohlbefinden braucht. Zum Beispiel könnten Pollenallergiker sich durch den Verzehr von Honig im Winter schon gegen die Pollen »impfen«, auf die sie so stark reagieren. (Gemeint sind hier natürlich keine Menschen mit einer speziellen Honig- oder auch solche mit einer Fruchtzuckerallergie. Die müssen leider verzichten.)

Klar ist, dass der »Imker ums Eck« durch treue Kunden zum Weitermachen motiviert wird. Und die Bienen werden geschützt, weil sie keinen Schaden nehmen, wenn sie Reste von Honigbroten naschen oder von Honig aus Gläsern, die in den Müll gewandert sind. Wenn Honig von weit her importiert wird, können darin Krankheitserreger enthalten sein, die zwar uns Menschen nichts ausmachen und mit denen sich auch die Bienen aus dem Herkunftsland arrangiert haben. Ihre hiesigen Artgenossinnen aber können dadurch sehr geschädigt werden und als Folge »Faulbrut« produzieren.

Naschen die Bienen von Honig aus der Nähe, ist diese Gefahr nicht gegeben, denn sie haben es nur mit ihrem vertrauten Eigenen zu tun.

Die Botschaft ist verblüffend einfach. Eine wesentliche Maßnahme zum Schutz der Bienen und damit der gesamten Natur lautet: Kaufen Sie Honig aus Ihrer Gegend!

Das Bienenmuseum in Weimar

»Die Natur ist doch das einzige Buch, das auf allen Blättern großen Gehalt bietet.« Johann Wolfgang von Goethe, der ja nun wirklich für Bücher etwas übrig hatte, machte Mutter Natur diese Liebeserklärung. Zu finden ist sie auf einer Tafel im Garten des Deutschen Bienenmuseums in der Goethestadt Weimar. Dem Leben selbst und der Natur ist vor jedem Bücherwissen der Vorzug zu geben.

Nirgendwohin passt dieser Spruch besser als in den bezaubernden kleinen Garten am Flüsschen Ilm. Der Garten ist eine »Bienenweide«. Das bedeutet, die Lage am Wasser und die durchdachte Bepflanzung machen, dass sich die kleinen Immen hier besonders wohl fühlen. Man kann sie in Ruhe und im Detail bei ihren Tätigkeiten beobachten. Man sieht sie sammeln, hört sie summen und bekommt wirklich ein Gefühl für sie.

Da wächst eine gigantische, überbordende, dunkelrot blühende, berauschend duftende Heckenrose, sie rahmt das Eingangstor ein. Es gibt eine Wiese mit Klee und anderen Blüten, darauf einen Apfelbaum. Pflaumenbaum, Buchsbäume, Sträucher mit Johannis- und Brombeeren. Stockrosen oder -malven, Waldmeister, Melisse. Weniger bekannte Pflanzen wie Honigdistel, Indianernessel, Apfelminze. Ein Paradies für geflügelte Wesen, nicht nur für Bienen, auch für Vögel, Schmetterlinge und nicht ganz so beliebte Zeitgenossen wie Wespen.

Blickfang ist das dunkelgrün gestrichene Bienenhaus, in dem mehrere Völker leben, jedes hinter einer farblich anders angemalten Frontseite, damit den Bewohnerinnen das Heimfinden erleichtert wird. Von vorn sieht es aus wie eine überdimensionale Kommode mit bunten Schubladen. In diesem Bienenhaus kann der Imker bei schlechtem Wetter im geschützten Raum seine Arbeit tun, er kann dort auch seine Spezialkleidung und Gerätschaften unterbringen.

Ganz anders der Imkerwanderwagen, vom Äußeren her einem altmodischen Zirkuswagen ähnlich, aber ebenfalls mit bunten »Schubladen« versehen. Damit wanderten in der früheren DDR Imker den blühenden Pflanzen hinterher, damals ein vertrautes Bild. In den siebziger Jahren betreuten hier fast 40 000 Freizeitimker rund 500 000 Bienenvölker. Dies kam der Landwirtschaft und der Natur zugute. Trotz der vielen Bienen war aber Honig Mangelware, denn er wurde devisenbringend exportiert.

Nach der sogenannten Wende reduzierten sich die Imker und die Bienenvölker in der früheren DDR um ein Sechstel, also ganz beträchtlich. Vor diesem Hintergrund leuchtet ein, warum sich das Deutsche Bienenmuseum so engagiert. Das Interesse an Bienen soll bestehen bleiben und möglichst weiter wachsen, damit sich wieder mehr Menschen der Bienenzucht zuwenden.

Es geht nicht nur um die Situation der Imkerei in der ehemaligen DDR, sondern auch in früheren Zeiten, etwa der Weimarer Republik oder noch viel früher, als es mehr Zeidler als Imker gab. Schaukästen mit kleinen Figuren zeigen, wie die Männer mithilfe von hohen Leitern und Strickleitern in die Bäume kletterten und dort Honig holten.

Es geht auch um die globale Situation, zum Beispiel mit einer Weltkarte des Honigs. All dies ist im Museumsgebäude zu sehen. Besonders beeindruckend hier die vielen »Figurenbeuten«, das sind aus Baumstämmen geschnitzte, überlebensgroße, aufrecht stehende und bunt bemalte Figuren wie ein sächsisch-weimarischer Soldat in voller Montur oder eine stilisierte nackte Frau. In ihrer Nabelgegend befindet sich

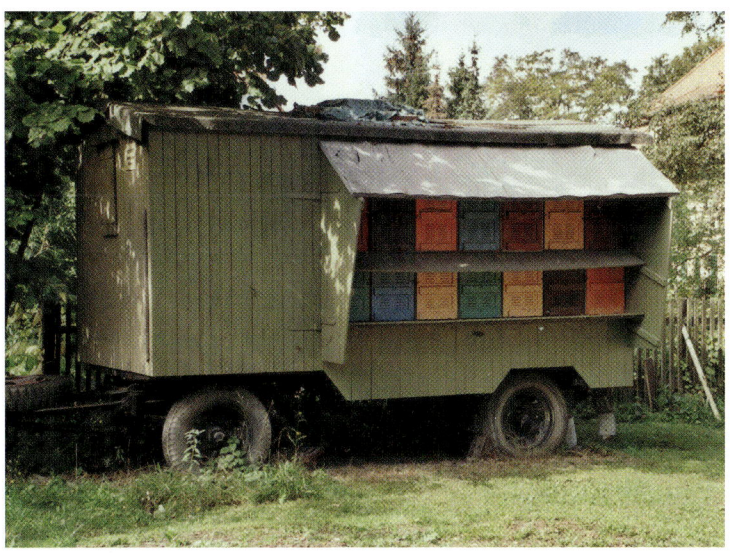

Imkerwanderwagen in der DDR

ein tiefes Loch als Einflugloch für die Bienen – eine ziemlich heiße und hintersinnige Angelegenheit, die besonders die Aufmerksamkeit von Kindern und Jugendlichen auf sich zieht. Im Körper dieser Figuren bauten Bienen ihre Waben. Zu Zeiten, als es noch nicht so üblich war wie heute, zu reisen und fremde Kulturen kennenzulernen, schuf man solche Kunstwerke aus verschiedenen Gründen. Um seiner Phantasie freien Lauf zu lassen, um etwas Exotisches in seinen Lebensraum hereinzuholen und nicht zuletzt, um den Bienen, die man liebte und mit denen man viel Zeit verbrachte, ein besonders schönes Zuhause zu schenken.

Eine Figurenbeute, die einen Schwarzen darstellt, steht im ersten Stock des Bienenmuseums am Fenster. Sie ist bis heute bewohnt. Eine durchsichtige, armdicke Röhre, die an einer Stelle durch das Glas hindurchgeht, markiert das Einflugloch. Erstaunlicherweise akzeptiert das Bienenvolk, das darin sogar überwintert, diese ungewöhnliche Konstruktion. So kann man genau beobachten, wie die fleißigen Arbeiterinnen bis zum Rand angefüllt mit Nektar und/oder beladen mit fast überdimensionalen Pollenhöschen in ihrem Heimatflughafen landen. An der hinteren Seite der Holzfigur, für die Besucher leicht einsehbar, wurde eine Glaswand angebracht. Durch sie kann man in den Stock hineinschauen und die Bienen bei ihrem nimmermüden Schaffen beobachten: Wabenbau, Brutpflege usw.

Noch besser geht das in einem anderen Raum des Museums, wo ein Volk in einer Art flacher Glasvitrine lebt, ebenfalls durch ein in ein Fenster eingearbeitetes Flugloch mit dem Draußen verbunden. Meist ist die Vitrine durch Läden, ähnlich wie Fensterläden, verdunkelt und geschützt. Aber manchmal kann man bei geöffneten Läden und durchscheinendem Licht alles sehen, mit etwas Glück sogar die Königin beim Eierlegen. Wirklich fast unglaublich, dass diese geduldigen Wesen ein solches Eindringen in ihre Privatsphäre erlauben.

Ein Schwerpunkt im Museum heißt »Andacht, Frömmigkeit, Magie«. Besonderes Gewicht wird auf die wechselseitige Beziehung zwischen Bienenhaltung und christlicher Kirche gelegt. Zum Beispiel ist zu erfahren, dass der heilige Ambrosius (333–397) als Schutzpatron der Imker verehrt wurde und wird. Man wendet sich an ihn, wenn man sich ertragreiche Honig- und Wachsernten wünscht sowie Gesundheit für Bienen und »Bienenvater«. (Als »Bienenvater« bezeichnet man einen Bienenzüchter, der sich besonders hingebungsvoll um seine Schützlinge kümmert.)

Ambrosius war Bischof von Mailand. Er wird auf historischen Andachts- und Wallfahrtsbildern, auf Gemälden und Skulpturen häufig mit einem Bienenkorb dargestellt. Der symbolisierte nach dem Vorbild der Bienen rastloses Sammeln von Wissen und Weisheit. Ein besonders eindrucksvolles Ausstellungsstück ist ein »Ambrosiuskorb«, eine aus Stroh geflochtene Bienenwohnung mit hölzernem geschnitztem Kopf, mit Armen und Händen. (Siehe nächste Seite.)

Es gibt noch viel mehr anzuschauen und zu erleben im Deutschen Bienenmuseum, der vom Landesverband Thüringer Imker getragenen Kultur- und Bildungseinrichtung an der Ilm in Oberweimar. Es wurde 1907 gegründet und ist das älteste Museum dieser Art in Deutschland. Hier finden Kurse, Weiterbildungen, Versammlungen statt. Eine Arbeitsgemeinschaft »Junge Imker« betreut die Bienenvölker im Garten, wobei Kinder und Jugendliche die Arbeit mit den Bienen lernen. Es gibt eine wissenschaftliche Bibliothek, die etwa 1100 Bände umfasst.

Im Museumsladen sind Bienenwachskerzen und vieles andere im Zusammenhang mit Bienen und Bienenprodukten erhältlich. Besonders verführerisch: eine reiche Auswahl von erstklassigen Honigen, zum Beispiel Akazien/Robinien-Honig, Obstblüte Löwenzahn, Raps, Lindenblüten, Waldhonige … alles auch zum Probieren.

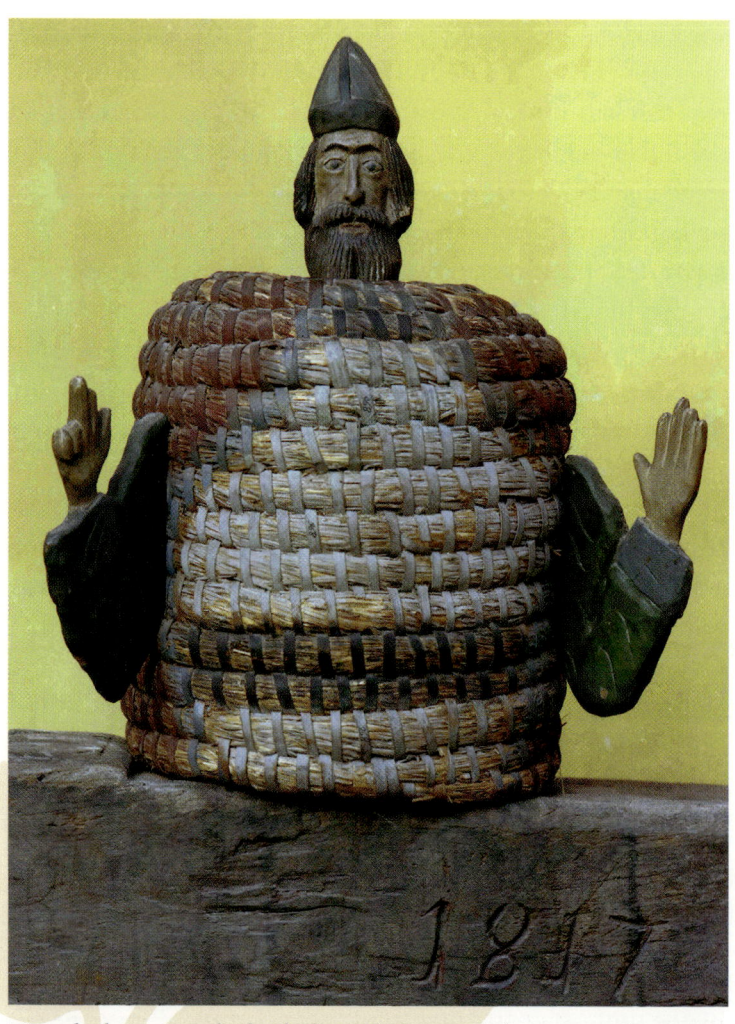

Bienenkorb in Gestalt des heiligen Ambrosius, Schutzpatron der Bienen-
züchter

Für mich ist der Besuch hier Ende Juli 2008 etwas Au-
ßergewöhnliches. Noch nie vorher bin ich in dieser Gegend
gewesen. Ein Flair von Goethe, Schiller und Anna Amalia

macht mich zwischendrin fast ein bisschen benommen. Die »Location« des Museums nahe einer alten Brücke über die Ilm, wo viele Weidenbäume stehen, erinnert mich an die schönen, minimalistisch-klaren Landschaftszeichnungen von Wilhelm Busch, der sich lange Zeit nicht sehr weit entfernt von hier, nur etwas westlicher, aufhielt und seiner Kreativität keine Zügel anlegte (siehe zu Wilhelm Busch auch das Kapitel über die »Popkultur«).

Der Gang durch die bienenfreundlich bepflanzten Beete fühlt sich an wie ein Blitzbesuch im Garten Eden. Als Annette von Wolffersdorff, die Museumsleiterin, sich mit mir ein Stückchen honiggefüllte Wabe teilt, serviert auf einer Untertasse und mit zwei silbernen Löffelchen, bin ich von der Einmaligkeit dieser Situation entzückt. Das Goethe-Zitat auf der Tafel wurde wirklich ins richtige Umfeld gestellt. Hier kann man in das Buch der Natur einsteigen und sich direkt von ihr beibringen lassen, was man nie wieder vergessen wird.

Bepflanzung einer »Bienenweide«

Im Bienenmuseum gibt es Informationen darüber, wie man mit dem Anbau von blühenden Pflanzen und Kräutern im eigenen Garten, auf der Terrasse oder dem Balkon einen kleinen Beitrag zur Erhaltung des Lebensraumes von Bienen leisten kann. Ungefähr 80 Prozent der 2000 bis 3000 heimischen Nutz- und Wildpflanzen sind auf die Bestäubung durch Bienen angewiesen. Der volkswirtschaftliche Nutzen dieser Leistung übersteigt den Wert der Honigproduktion um das Zehn- bis Fünfzehnfache. Es sind etwa zwei Milliarden Euro pro Jahr in Deutschland und siebzig Milliarden US-Dollar weltweit.

Folgende Pflanzen eignen sich besonders dafür, Bienen anzulocken, sie zum Sammeln und Bestäuben anzuregen und ihnen für die Aufzucht ihres Nachwuchses Nahrung zur Verfügung zu stellen, also Pollen und Nektar:

- *Bäume:* Ahorn, Ebereschen, Kastanien, Linden, Robinien, Obstbäume, Weiden.
- *Blumen:* Beinwell, Cosmea, Gamander, Goldmohn, Katzenminze, Kornblume, Malve, Phacelia, Reseda, Senf, Sommerazalee, Sonnenblume, Tagetes.
- *Kräuter:* Borretsch, Lavendel, Salbei, Schnittlauch, Thymian, Weinraute.
- *Stauden und Zwiebelgewächse:* Bärlauch, Fette Henne, Gänsekresse, Goldnessel, Krokus, Kugeldistel, Leberblümchen, Lungenkraut, Maiglöckchen, Schneeglöckchen, Silberwurz, Sonnenhut, Steinkraut, Vergissmeinnicht, Ziermohn.
- *Sträucher:* Alle Beerensträucher, Berberitze, Clematis, Falscher Jasmin, Felsenmispel, Fingerstrauch, Kletterhortensie, Liguster, Rosen (ungefüllt), Roseneibisch, Schlehe, Schneebeere, Schneeheide, Stechpalme, Weißdorn, wilder Wein.

An guten Trachttagen fliegen die Sammlerinnen eines Bienenvolkes bis zu dreißigmal aus ihrem Stock. Bei einem Flug besuchen sie rund 200 bis 300 Blüten. »Bienenfleißig« nennt man so was!

Übrigens: Teil einer Bienenweide sollte immer Wasser sein, ruhig auch stehendes, zum Beispiel eine Tonne, in der Regenwasser gesammelt wird. Damit die Bienen nicht ertrinken, sollte man für einen sicheren Landeplatz sorgen. Ein Tipp dafür von Michaela Daxenberger, einer Imkerin, die später noch zu Wort kommt: Untersetzer aus Kork. Sie bestehen aus einem natürlichen Material, schwimmen auf der Wasseroberfläche und bieten einen perfekten Landesteg.

Und: Falls sich eine Biene in die Wohnung verirrt, geht man am besten folgendermaßen mit ihr um. Warten, bis sie sich hinsetzt. Ein Glas über sie stülpen, vorsichtig ein Stück Papier darunterschieben und sie dann ins Freie entlassen.

Ökologie: Bienen in Gefahr

»Haushaltskunde« – darunter stellt man sich vielleicht als Erstes das »Puddingabitur« vor, das früher sogenannte höhere Töchter machen mussten, bevor sie sich auf die Suche nach einem standesgemäßen Ehemann begaben.

Es gibt aber noch etwas ganz anderes zu diesem Stichwort. »Haushaltskunde« ist nämlich die wörtliche Übersetzung des aus dem Griechischen gebildeten Wortes »Ökologie«. Was heute unter dem Begriff verstanden wird, definiert der Brockhaus so: die Wissenschaft von den Beziehungen der Lebewesen zu ihrer Umwelt.

Am Beispiel der Biene kann man verstehen lernen, wie in der Natur eins vom anderen abhängt, wie eins das andere positiv oder negativ beeinflusst, wie sinnvoll und komplex die Natur funktioniert und vieles mehr. Den Gesundheitszustand der Bienen kann man als Gradmesser für den Zustand der Umwelt ansehen.

Leider ist es damit nicht zum Besten bestellt.

Die Schreckensmeldung, dass die Bienen aussterben könnten, ging vor wenigen Jahren zum ersten Mal durch Presse, Funk und Fernsehen. Seitdem wiederholt sie sich in kürzeren Abständen. Nicht alle Leser, Zuhörer und Zuschauer begriffen ihre Tragweite. Viele dachten nicht weiter darüber nach, oder aber ihre Assoziationen gingen etwa folgendermaßen: Na ja, Bienen sind Insekten. Die mögen wir eh nicht besonders. Klar, ohne Bienen kein Honig. Aber wir leben heute und nicht vor hundert Jahren, als Zucker noch richtig teuer war. Wir haben mehr als genug Süßes zur Verfügung. Wenn es eines Tages keinen Honig mehr geben sollte, könnten wir das locker verschmerzen. Und wer auf seine Gesundheit achten muss, der kann ja statt Zucker Ahornsirup, Fruchtdicksäfte und solche Sachen verwenden. Warum also sollten wir uns darüber aufregen, dass die Bienen bedroht sind?

Dabei handelt es sich aber im Hinblick auf den Honig nur um die halbe Wahrheit, und deren Tragweite wäre bereits gigantisch. Denn die »Nahrung der Götter« wurde nicht nur wegen ihrer intensiven, vielschichtigen und vollmundigen Süße so genannt, sondern auch, weil sie viele unterschiedliche medizinisch wirksame Bestandteile enthält und immer schon als kostbare Heilnahrung hergenommen wurde. Zudem kann man Honig auch äußerlich anwenden und damit erstaunliche gesundheitliche Effekte ohne Nebenwirkungen erzielen, wovon empfindliche Menschen besonders profitieren. Schlimme Entzündungen auf der Haut, Bisswunden, Brandwunden und dergleichen kann man beispielsweise mit Honig bestreichen. Der bildet eine Schutzschicht, und darunter wird durch die enthaltenen Wirkstoffe die Heilung angekurbelt. Das funktioniert auch in sogenannten hoffnungslosen Fällen, wo bereits alle chemischen Bomben versagt haben.

Honig ist zwar das bekannteste und am häufigsten verwendete »Bienenprodukt«. Aber das Wachs der Bienen wird ebenfalls für gesundheitliche, außerdem für kosmetische Zwecke genutzt. Propolis ist ein unübertroffenes natürliches Antibiotikum, mit dem die erstaunlichsten Heilungserfolge erreicht werden. Ohne Wachs, Propolis, Gelée royale und Bienengift wären Naturheilkunde und Naturkosmetik arm dran.

So viel also zum einen Teil der Wahrheit. Der andere hätte noch wesentlich gravierendere Konsequenzen, denn er würde das ganze Leben auf diesem Planeten bedrohen.

Albert Einstein (1879–1955) wird folgendes Zitat zuge-
schrieben: »Wenn die Biene von der Erde verschwindet, dann
hat der Mensch noch vier Jahre zu leben; keine Bienen mehr,
keine Bestäubung mehr, keine Pflanzen mehr, keine Tiere
mehr, keine Menschen mehr.«

Professor Jürgen Tautz schreibt, dieser Satz sollte, was
seine Zeitangabe anbelangt, nicht absolut genommen, sondern eher als »Einsteinsche Bienen-Relativität‹ verstanden
werden. Er besitzt aber einen wahren Kern. Bienen sind sowohl Gradmesser für eine intakte Umwelt als auch wesentliche nachhaltige Umweltgestalter mit einer Bedeutung, die
nicht hoch genug eingeschätzt werden kann.«

Sie sorgen für die Pflanzenvielfalt und für nachwachsende
Rohstoffe, die immer bedeutsamer werden. Tautz schreibt:
»Mensch und Honigbiene sind in einer modernen Kulturlandschaft in gegenseitiger Abhängigkeit verbunden. Ohne Honigbienen gibt es keine Nachhaltigkeit in der Landwirtschaft.«

Wie direkt wir Verbraucher durch die Dezimierung der
Bienenvölker schon jetzt betroffen sind, zeigte sich beispielsweise im Sommer 2008, als die Preise für frische Kirschen in
astronomische Höhen schossen: Es waren zu wenig Kirschen
gewachsen, weil nicht genügend Kirschblüten von Bienen
aufgesucht wurden. Die wenigen Früchte, die es gab, ließen
sich die Obstbauern und die Händler verständlicherweise
entsprechend bezahlen.

Pfleglicher Umgang mit der Natur

Bienen sind wilde Tiere, und das werden sie immer bleiben.
Man spricht zwar von ihnen als dem ältesten Haustier des
Menschen, aber das geschieht nur deswegen, weil es sich so

putzig und erstaunlich anhört. Sie haben uns immer viel gegeben, wir waren immer auf sie angewiesen. Sie sind auf uns aber keineswegs angewiesen, die Bienen brauchen uns Menschen nicht. Was sie allerdings brauchen, das sind artgerechte Lebensbedingungen, und die finden sie seit einiger Zeit an vielen Orten nicht mehr vor. Besonders in Nordamerika werden sie in so haarsträubendem Maße und in so unbegreiflich unsensibler Weise auf ihre Bestäuberfunktion reduziert, dass sich niemand über ihre Verweigerung zu wundern braucht. In der Münchner *TZ* vom 20. Mai 2008 schreibt Franz Alt, fast über Nacht seien 2007 in den USA etwa 600 000 Bienenvölker verschwunden, fast ein Viertel der gesamten Population. »... Tatsächlich meldeten Obst- und Gemüsebauern in den USA [2007] Ernteverluste in Milliardenhöhe.« Unsere wichtigste Lernaufgabe im 21. Jahrhundert heiße: »mit der Natur wirtschaften und nicht gegen die Natur. Pfleglich mit der Natur umzugehen hat nichts mit Sentimentalität oder Naturromantik zu tun, sondern ist schiere Selbsterhaltung.«

Aber bevor es um die Situation in den USA geht, noch einmal kurz zu Karl von Frischs Klassiker *Aus dem Leben der Bienen*. Darin werden im Kapitel über Feinde und Krankheiten der Bienen, die es schon immer gab, verschiedene andere Insekten genannt, die ihnen gefährlich werden können. Zum Beispiel Grabwespen mit dem Namen »Bienenwolf«, Schmetterlinge, bestimmte Fliegen und Wachsmotten. Ganz unbehelligt haben die Bienen also auch zu seiner Zeit nicht gelebt.

Anfang des 20. Jahrhunderts trat zum ersten Mal eine Bienenseuche auf, die sich von Großbritannien über ganz Europa verbreitete. Erst im Jahr 1920 fand man heraus, dass die Verursacher Milben waren, winzig kleine Spinnen, die als Schmarotzer in den Bienen lebten.

Heute stellt nach Meinung von Experten die Varroamilbe einen wichtigen Grund dafür dar, warum bei uns hohe Verluste von Bienenvölkern zu verzeichnen sind. Am Wachsen und Gedeihen dieses Schädlings zeigt sich, dass das höchste Gut eines Bienenvolkes, die Brut, auch gleichzeitig ihre Schwachstelle ist.

Die Bienenkönigin sucht in der Wabe, auf der sie sitzt, leere Zellen. Dort legt sie ihre Eier ab, und die werden von den Hebammen-Bienen betreut. Aber genau in die Kinderstuben schleicht sich der Bienenkiller ein. Die Varroamilbe ist winzig, aber tödlich. Sie greift die Larven an. Die Folge davon sind verkrüppelte Jungbienen, die nicht mehr fliegen können.

Dr. Friedrich Pohl schreibt in seinem Buch *Varroose* Folgendes: Die Milben haben sich so verbreitet, weil seit Ende des 19. Jahrhunderts Menschen Bienenvölker in Japan, Indien, Vietnam, China und Ostsibirien zusammengebracht haben. Diese Völker hatten sich seit Tausenden von Jahren ohne Kontakt zueinander entwickelt. Dabei passten sich die Milben an »ihre« Völker an. Acht Milbenarten haben sich in Südostasien zu Parasiten, also zu »Mitessern« gewandelt, darunter die Varroamilbe auf der östlichen Honigbiene Apis cerana. Dort war und ist das Wirt-Parasit-Verhältnis ausbalanciert, die Bienen werden nicht geschädigt. Die westliche Biene Apis mellifica/mellifera allerdings erleidet durch sie großen Schaden. Das Ganze ist also ein Globalisierungsproblem.

In seinem Buch, das sich an Imker richtet, zeigt Pohl, wie man mithilfe »weicher Chemie« gegen diese Milben vorgehen kann. Dass es dabei auf eine sehr exakte Beachtung der Anweisungen und der empfohlenen Zeiten ankommt, wurde schon im Abschnitt über die Bienenzüchterinnen unterstrichen.

Und noch ein Beispiel für ein Globalisierungsproblem: Es gibt im Handel Honig aus Südamerika oder anderen exotischen Regionen zu kaufen. Auf den ersten Blick sollte man denken: »Na und?« Was jedoch passieren kann, ist Folgendes: Man kauft und genießt diesen Honig, und wenn das Glas leer ist, wandert es in den Abfall oder ins Recycling. Dort tun sich hiesige Honigbienen an den daran klebenden süßen Resten gütlich, in denen sich spezielle Krankheitserreger befinden können. Uns Menschen schaden sie nicht, auch nicht den Bienen aus dem Herkunftsland, aber unseren hiesigen. Sie können daran schwer krank werden und »Faulbrut« produzieren. Wenn Sie solchen Honig kaufen, ist es wichtig, die Gläser vor dem Wegwerfen gründlich heiß auszuspülen. Dann kann nichts passieren. Wer aber ganz sicher gehen möchte, wählt von vornherein Honig aus der näheren Umgebung. Das bedeutet einen direkten Beitrag zum Umweltschutz, und es unterstützt die lokalen Imker. Auf der Webseite www.beegroup.de der Würzburger Universität ist es folgendermaßen formuliert: »Nur deutscher Honig sichert die heimische Nahrungsmittelversorgung und Artenvielfalt.«

7000 Bienenvölker sterben durch ein Insektizid

»Wegen starker Varroa-Belastung (sind) viele Bienenvölker geschwächt aus der Winterruhe gekommen.« So heißt es in einer Verlautbarung der Firma Bayer Crop-Science im Mai 2008. In jenem Monat wurden in der 200 Kilometer langen Rheinebene zwischen Rastatt und Lörrach rund 7000 Bienenvölker vernichtet. Aber mit der Milbe hat das in Wahrheit nicht viel zu tun.

Manfred Hederer, Präsident des Deutschen Berufs- und Erwerbs-Imker-Bundes, wettert gegen die »Varroamilben- lüge«, die immer verbreitet werde, wenn irgendwo durch Chemie Bienen stürben, und er sieht die Imker einer Mafia gegenüber. Er meint damit, dass die Chemiekonzerne weiter ihre höchst gewinnbringenden Insektenvernichtungsmittel verkaufen wollen und einfach behaupten, das Bienensterben gehe ausschließlich auf die Milbe zurück und habe nichts mit ihren Chemikalien zu tun.

Folgendes ist geschehen: In der Region fuhren Ende April Landwirte ihre Maissaat in den Ackerboden. Hinter den Traktoren stiegen rosa Staubwolken auf. Sie stammten von dem im Rheintal erstmals verwendeten Saatguttyp Poncho Pro, hergestellt von Bayer, der bemerkenswerterweise auf der anderen Seite des Rheins, in Frankreich, verboten ist. Die Maiskörner waren mit einem rotfarbenen Insektizid um- hüllt, das den Wirkstoff Clothianidin enthielt. Im Jahr zuvor, 2007, waren starke Ernteausfälle verzeichnet worden, weil der Westliche Maiswurzelbohrer zugeschlagen hatte. Poncho Pro sollte helfen, die Ausbreitung dieses Schädlings zu ver- hindern. Jetzt war die Maßnahme zum Schaden der Bienen »nach hinten losgegangen«.

Dieser Fall[5] belegt sehr gut, dass der »Haushalt der Natur«, gelinde gesagt, ein bisschen vielschichtiger funktioniert, als sich das irgendwelche Chemiker am grünen Tisch vorstel- len.

Der Maiswurzelbohrer ist ein kleiner Käfer, der die Wur- zeln der Maispflanze anfrisst, bis sie buchstäblich umkippt. Die ersten Exemplare kamen mit der US-Armee nach Eu- ropa, mit Frachtflugzeugen ins ehemalige Jugoslawien. Der Schädling ernährt sich nur von Mais. Ist keiner da, stirbt er. Folglich sollen die Bauern der Rheinebene auf den Anbau von Weizen umstellen, was aber nicht ganz einfach ist und auch einiges kostet. Denn es sind neue Schneideaufsätze für Mähdrescher und neue Sämaschinen notwendig.

Ende August 2008 spricht der badische Imkerverband von 11 500 Völkern mit 330 Millionen Bienen, die über den Sommer eingegangen sind.[6] Dies ist nur ein Beispiel für den Schaden, den ein unvorsichtiger Gebrauch von Insektenvertilgungsmitteln bei den Bienen anrichten kann.

Ein weiterer Grund für das Bienensterben ist genmanipuliertes Saatgut. Darin wurde das Bacillus thuringensis eingebaut, welches eine Substanz herstellen kann, die Insekten tötet. Es schien so, wurde behauptet, und es wäre ja zu schön gewesen, um wahr zu sein, dass dies anderen Organismen nicht schade.

Das stimmt aber nicht, denn die Pollen der so veränderten Pflanzen wirken sich negativ auf die Gesundheit von Bienen aus. Außerdem verbreiten die Pollensammlerinnen bei ihren Flügen die manipulierten Gene dieser Pflanzen weiter. Bisher beruhigte man die Bevölkerung, man könne Felder mit genetisch veränderten Pflanzen durch Schutzgürtel zuverlässig isolieren. Das stellt sich jetzt als falsch heraus. Na ja, jeder einigermaßen differenziert denkende Mensch hat das sowieso nicht geglaubt.

Noch eine weitere, sehr interessante Theorie wird untersucht, und zwar, dass von den Netzen für mobile Telefone die Orientierungsfähigkeit der Bienen so beeinträchtigt wird, dass eine Menge von ihnen nicht mehr in den Stock zurückfindet.

Hermann Stever und Jochen Kuhn von der Arbeitsgruppe Bildungsinformatik der Universität Koblenz-Landau haben schon im Jahr 2005 in einer Studie darauf aufmerksam gemacht, dass sich das Verhalten von Honigbienen unter elektromagnetischer Strahlung verändert. Sie zeigten, dass bei den bestrahlten Völkern weniger Bienen zurückkehrten oder dass sie, wenn sie zurückkehrten, länger brauchten.

In einer Studie, die Bienen als »Bio-Indikator« für die Folgen von elektromagnetischer Exposition auf das Lernverhalten (auch auf das von Menschen!) betrachtet, bestätigte sich dieser Zusammenhang.

Bei uns in Deutschland gibt es rund 100 000 Imker. Die meisten von ihnen betreiben die Bienenzucht als Hobby, häufig sind es Pensionäre, die nicht über viele Mittel verfügen. Die Anschaffung neuer und die Versorgung kranker Völker kann jährlich 300, 400, 500 Euro kosten. Nicht jeder kann sich das leisten. So setzt sich ein Teufelskreis in Gang. Je schwächer die Bienen werden, desto teurer wird ihre Haltung, und desto weniger Imker gibt es. Bienenforscher fordern deshalb, dass der Staat die Bienenzüchtung finanziell unterstützt.

Weitere Gründe für das Bienensterben sind fehlende Nahrung, weil es wegen Flurbereinigungen weniger blühende Pflanzen gibt als früher, und eine genetische Verarmung bei den Bienen, die durch Überzüchtung/Inzucht entstanden ist und die sie anfällig macht. Die zuvor aufgeführten Gründe waren:

- fehlender Nachwuchs bei den Imkern,
- elektromagnetische Strahlung,
- genmanipulierte Pflanzen,
- unsachgemäße Verwendung von chemischen Insektenvertilgungsmitteln,
- die Varroamilbe und
- andere Insekten wie Wespen, Schmetterlinge, Fliegen und Motten.

Vermutlich geht das Bienensterben auf eine Kombination dieser Verursacher zurück.

Überall auf der Welt wird intensiv Bienenforschung betrieben. Dabei gibt es immer wieder neue und erstaunliche Ergebnisse. Auf der anderen Seite sorgen Chemiekonzerne dafür, dass bestimmte Forschungsergebnisse ihren Interessen dienen (Stichwort industriefinanzierte Gefälligkeitsstudien).

In einem von deutschen Imkern verfassten Text im Internet (Imkerei Honighäuschen, Königswinter) heißt es: »Unser Ziel ist es nicht, dieses oder jenes Pflanzenschutzmittel verboten zu bekommen. Unser Ziel muss es sein, zu lernen, was wir selbst in unserer Betriebsweise besser machen können. Und was diejenigen, die die Kulturlandschaft, in der unsere Bienen leben und überleben sollen, besser machen können, damit die vielen Faktoren, die unsere Bienen immer mehr schwächen, Schritt für Schritt positiv verändert werden können.«[7]

»Abenteuer Wissen«

In der ZDF-Sendung »Abenteuer Wissen« vom 7. Mai 2008 berichtet der Moderator Karsten Schwanke über verschiedene Ursachen des Bienensterbens und interviewt unter anderem Professor Tautz. Der sagt, es solle uns zu denken geben, dass die Bienen weltweit in Gefahr sind, ausgelöst durch diverse Stressfaktoren. Es sei an der Zeit, zu handeln. Am Beispiel der vielzitierten Varroamilbe und ihrer Bekämpfung, die mit viel Know-how und Sensibilität geschehen muss, betont Tautz, wie wichtig eine gute Aus- und Weiterbildung der Imker ist.

Mit eindrucksvollen Bildern wird in der Sendung gezeigt, wie anders als bei uns Bienen in den USA gehalten werden. 80 Prozent vom dort wachsenden Obst und Gemüse sowie von Futterpflanzen und Ölfrüchten wie Raps sind auf die Bestäubung durch Bienen angewiesen. Ohne ihren Einsatz wären Verluste in Milliardenhöhe zu verzeichnen. So lassen sich Farmer dort, wo es unvergleichlich weniger Hobbyimker gibt als bei uns, vom »Bestäubungsservice« einiger Groß- imker auf die Sprünge helfen. »Bienenfleiß ist ein lukratives Geschäft«, heißt es im Text, denn dieser Service wird mit harten Dollars bezahlt.

David Hackenberg ist einer der rund 1300 Großimker in den USA, die sich das Business teilen. Unterstützt von seinem Sohn und einer Reihe von Mitarbeitern, kommt er mit Trucks voller Bienenkästen überall hin, wo es gerade blüht. Bis zu 480 Bienenvölker passen auf einen Lastwa- gen, manchmal fahren gleichzeitig sechs davon los, die dann nicht selten achtzehn Stunden lang unterwegs sind. Der Stress und die Überhitzung einer solchen Reise ist für die Bienen ganz und gar unerträglich. Etwas Vergleichbares haben sie in ihrer Entwicklung über Millionen von Jahren noch nie erlebt.

Im Februar blühen in Kalifornien die Mandelbäume. An- schließend geht es über die Highways Richtung Osten nach Florida, wo es Zeit für die Orangenblüte ist. Ende April bre- chen 1000 Meilen nördlich in Pennsylvania die Knospen an den Apfelbäumen auf, bevor in Maine die Heidelbeeren dran sind.

Honigvorräte können die Bienen unter diesen Umständen nirgends anlegen, wobei das ja ihr eigentlicher Lebenssinn ist: möglichst viel Brut zu produzieren, die mit Honig und Pollen gefüttert werden muss, damit sie überlebt.

Im Gegenteil, die Insekten müssen mit Zuckersirup bei Kräften gehalten werden.

Für die Hackenbergs zählt nur, dass sie möglichst viele Bienenvölker haben und zahlreiche Aufträge bekommen. Stirbt eine Königin, wird per Post für Nachschub gesorgt. Im Interview sagt Hackenberg senior, ihm gehe es nur um Zahlen, und die seien schlecht. Etwa 45 Prozent seiner Völker stürben. Er gleiche das durch Nachzucht aus, aber die Kosten dafür seien enorm. Auf die Frage, warum es so hohe Verluste gebe, hat er keine Antwort. Der Zuschauer fragt sich verwundert, ob diese Antwort nicht eigentlich auf der Hand liegt…

Die »neue Krankheit« nennt sich CCD, Colony Collaps Disorder (frei übersetzt etwa »Störung, die Kolonien zusammenbrechen lässt«).

Im Beltsville-Ackerbau-Forschungsinstitut nahe Washington untersucht man im Labor Proben aus dem ganzen Land auf Krankheitserreger und Parasiten wie die Varroamilbe. Man ist dabei auf ein bisher unbekanntes Virus gestoßen. Offenbar erklärt dieses Virus den Bienenschwund, aber es steckt noch mehr dahinter. »Irgendetwas schwächt die Immunabwehr und öffnet der Infektion Tür und Tor«, sagt Dr. Jay Evans. Immerhin, er vermutet, dass die Tiere durch die Massenhaltung in den Großimkereien und die ständigen Transporte geschwächt sind.

In den USA seien diese Transporte seit vierzig, fünfzig Jahren üblich, und bis vor kurzem habe es keine Probleme gegeben. Aber jetzt würde zum einen die Zahl der Völker immer größer. Zum anderen würden die Strecken immer länger, und es werde ohne Pause das ganze Jahr über gefahren. Eine solche Hektik und einen solchen Leistungsdruck hielten die Bienen nicht aus.

»Bestäubung ist in den USA Teil der Nahrungsmittelindustrie«, erklärt Jay Evans. »Die Imker erwarten von uns Wissenschaftlern ein einfaches Rezept zur Lösung ihrer Probleme.«

Dass es kein einfaches Rezept gibt, mit dessen Hilfe so weitergemacht werden kann wie bisher, ist leicht nachzuvollziehen.

Übrigens spricht man in den USA von der Schwächung des Immunsystems der Bienen als »Bienen-Aids«.

Noch etwas gilt es zu bedenken, was nicht in dem Fernsehbeitrag und auch nicht in anderen Informationen über die aktuelle ökologische Situation zu finden ist. Die weißen Einwanderer aus Europa brachten viele Pflanzen mit in die Neue Welt, die dort nicht heimisch waren. Und sie brachten Bienenvölker mit, die sich zuvor Millionen von Jahren an die europäische Ökologie angepasst hatten. Sie siedelten sie auf einen Kontinent um, der in vielfältiger Hinsicht völlig anders tickte als die Alte Welt. Seit Kolumbus und den Aus- bzw. Einwanderungswellen sind erst wenige Jahrhunderte vergangen, ein Wimpernschlag im Verhältnis zu den Millionen von Jahren zuvor. Die meisten Honigbienen in Nordamerika sind Emigranten und Immigranten. Dass sie auf alle Stressfaktoren besonders empfindlich reagieren, braucht niemanden zu überraschen.

Bestäubung jährlich 153 Milliarden Euro wert

Welch enorme wirtschaftliche Bedeutung die Bestäubung von Pflanzen durch Insekten wie Bienen hat, zeigt eine Berechnung von französischen und deutschen Wissenschaftlern. Rückwirkend für das Jahr 2005 wird der gesamte ökonomische Wert weltweit auf 153 Milliarden Euro geschätzt. Das entspricht 9,5 Prozent des Wertes der jährlichen Weltagrarproduktion an Lebensmitteln. Die Wissenschaftler des Nationalen Institutes für Agrarforschung (INRA) und des Zentrums für Wissenschaftliche Forschung (CNRS) sowie des Helmholtz-Zentrums für Umweltforschung (UFZ) schätzen, dass durch das Fehlen von bestäubenden Insekten Schäden von 190 bis 310 Milliarden Euro pro Jahr entstehen könnten. Besonders Früchte und Gemüse sowie essbare Ölfrüchte, zum Beispiel Raps, hängen von dieser Art der Bestäubung ab. Nicht ganz so abhängig sind Kaffee-, Kakao- und Gewürzpflanzen sowie Nüsse.

Die Studie ist keine Vorhersage, denn sie berücksichtigt keine Anpassungsstrategien, wie sie aufgrund der momentanen alarmierenden Meldungen zum Bienensterben möglich, wünschenswert und wahrscheinlich sind. Außerdem gehen die Berechnungen der Wissenschaftler von der schlimmstmöglichen Variante aus, nämlich von einem kompletten Verschwinden der bestäubenden Insekten.

Ein Zusammenbrechen der Weltagrarproduktion sei nicht zu erwarten, sagen sie. Aber es würde zu einschneidenden Verlusten kommen, selbst wenn man nur diejenigen Pflanzen berücksichtigt, die für die Ernährung des Menschen genutzt werden. Die Weltagrarproduktion würde sich stark verändern. Besonders Importeure wie die Europäische Union wären betroffen, denn die Länder auf der nördlichen Halbkugel sind verwundbarer als die im Süden.

Die Berechnungen der Experten berücksichtigen nicht die Auswirkungen eines Rückgangs der Bestäuber auf die Pflanzen- und damit auch auf die Tierwelt. Es wird auch nicht erwähnt, wie es mit den Wildblumen und der gesamten natürlichen Flora aussieht, die ja für das Ökosystem wesentlich ist. Die Experten sind sich einig, dass der Rückgang der bestäubenden Insekten eine der gravierendsten Bedrohungen für den Erhalt der biologischen Vielfalt ist.[8]

»Bee« Keith Councell, Bienenzüchter

Dass es auch anders geht, dass sich unbehelligte Bienen wohl fühlen, dass sie wachsen und gedeihen können, zeigt diese Geschichte: In Florida, wo es viele leerstehende Häuser gibt, beziehen unzählige Honigbienen in ebendiesen Häusern Quartier. Es sind freilebende Völker, die mit denen der Hackenbergs nichts zu tun haben. Oder, wer weiß? Vielleicht hier und da doch. Möglicherweise sind einige von ihnen aus seinen verloren gegangenen Bienen entstanden oder von solchen aufgefrischt worden, die ihre mobile Heimat auf den Lastwagen nicht wiederfanden.

In Garagen, Dachstühlen, sogar in alten Möbeln bauen die nomadisierenden Völker Waben und Nester. Bei ihnen kann von Bienensterben keine Rede sein. Sie tun, von Menschen ungestört, was sie schon immer getan haben. Sie suchen und finden geschützte, trockene Stellen, welche sich zur Konstruktion ihrer kleinen Kathedralen eignen, und sorgen dafür, dass sie möglichst vielen Nachkommen das Leben schenken.

In der regelmäßig montags erscheinenden Beilage der *Süddeutschen Zeitung*, die Artikel der *New York Times* bringt, wird am 16. Juni 2008 Folgendes berichtet: Als sich im April 2008 ein Schwarm im verlassenen Haus am St. Barbara Place in Cape Coral, Florida, niederlässt, holt die Polizei B. Keith Councell zu Hilfe, einen Imker der vierten Generation und »Licensed Bee Remover«. Das ist ein offiziell geprüfter und berechtigter »Entferner von Bienen«, also eine Art Kammerjäger. Manchmal, zum Beispiel in diesem Fall, lässt Councell die Bienen, wo sie sind. Manchmal fängt er sie in einem Holzkasten und transportiert sie zu seinen eigenen Bienenstöcken, in die er sie integriert. Sein Arbeitstag dauert von morgens um sieben bis Mitternacht.

Im Jahr zuvor wurde er in mehr als hundert Fällen gerufen, 2008 würden es wahrscheinlich mehr werden, meinte er schon im Sommer des Jahres.

Bei den Bienen, die man in Ruhe lässt, gibt es also keinen traurigen Niedergang, sondern einen fröhlichen *bee-boom*.

Keith Councell kürzt seinen ersten Vornamen ab, sodass man »B.« Keith Councell sagt, *bee* für »Biene«. Nicht nur vom Namen her hat er aufs Engste mit den Insekten zu tun, um die er sich kümmert. Im Jahr 2004 zerstörte der Hurrikan Charley den Wohnwagen, in dem »Bee« lebte. Danach kam er in einem Raum im St. Nicholas Eastern Orthodox Monastery unter. Allen Honig und alles Wachs von seinen eigenen 300 Bienenvölkern spendet er dem Kloster.

Häufig sieht Councell davon ab, sich seine Arbeit als »Bee Remover« honorieren zu lassen. Er sagt: »Im Grunde bin ich am Schwimmen. Häufig geht mein Konto in die roten Zahlen. Ich tue diese Arbeit, weil ich die Bienen liebe. Sie sind Teil meiner engsten Familie. Wenn ich für sie sorge, werden sie am Ende für mich sorgen. Egal, was ich tue, sie sind immer für mich da.« Das liest sich doch ziemlich anders als die Äußerungen von Massenimker Hackenberg.

Bienen als Bio-Detektive

Und noch eine weitere ausgesprochen erfreuliche Nachricht, diesmal aus Deutschland. Im *Stern* vom 24. Juli 2008 gibt es unter dem Titel »Sanfter Anflug, süße Landung« einen Artikel darüber, dass auf dem Flughafen Hamburg-Fuhlsbüttel mithilfe von Bienen sogenanntes Bio-Monitoring betrieben wird. Das heißt, mit ihrer Unterstützung wird die Reinheit des Luftraums regelmäßig überprüft.

Ingo Fehr heißt der Mann, der hauptberuflich am nahegelegenen Flughafen Lübeck als Umweltingenieur arbeitet und nebenberuflich am Hamburger Flughafen Bienen hält. Seine sechs Stöcke stehen am Waldesrand, 500 Meter entfernt von den Landebahnen, auf denen täglich rund 450 »Flugbewegungen« stattfinden. Das Flughafengebiet umfasst 570 Hektar. Darauf wächst zwischen den Bahnen Gras mit Blumen, es wachsen dort sogar seltene Flechten. Alles ist wesentlich weniger verpestet und zerstört, als man meinen möchte. Das finden auch Ingo Fehrs blumenliebende Insekten, die »empfindsamsten Tiere, die ich kenne«, wie er sagt. Sie reagieren auf Giftstoffe ausgesprochen sensibel.

100 000 bis 150 000 Bienen brummen in Fuhlsbüttel mit den großen Maschinen um die Wette. Würden sie auf ihren Sammelflügen auch nur kleine Mengen eines giftigen Pflanzenschutzmittels oder Reste von Kerosin aufnehmen, schafften sie es entweder nicht mehr zurück in ihren Stock. Oder sie würden noch am selben Tag verenden. »Spätestens dann weiß ich, dass etwas faul ist.« Bisher war aber noch nie etwas faul.

Der Bienenhüter von Fuhlsbüttel schickt regelmäßig zweimal pro Jahr Honig an die Orga Lab GmbH im bayerischen Zirndorf. Das dortige Labor untersucht ihn auf Schwermetalle oder PAK, eine giftige Substanz, die bei unvollständiger Verbrennung von organischen Stoffen entsteht, zum Beispiel von Kerosin. Egal, ob Zink, Nickel, Kupfer, Chrom, Cadmium, Blei, Arsen – die gemessenen Werte liegen weit unter den von der Europäischen Union festgesetzten zulässigen Höchstwerten. Wahrscheinlich hat das damit zu tun, dass die Rückstände von Kerosin ja nicht senkrecht auf der Erde landen, sondern in alle vier Himmelsrichtungen verwehen. Die Bienen fliegen in einem Radius von etwa anderthalb Kilometern um ihren Stock. Was außerhalb dieses Gebietes geschieht, braucht sie nicht zu kümmern.

Fehr hat alles, was er über Bienen weiß, von seinem Vater gelernt. Der war fast vierzig Jahre lang Imker in einem kleinen Ort in Schleswig-Holstein. Jetzt kümmert sich der Sohn auch um die Bienenvölker des Vaters. Das »Bee-o«-Monitoring wurde schon 1991 eingerichtet, nicht nur in Hamburg, sondern auch in Dresden, Köln-Bonn und Nürnberg.

Erstaunlicherweise erntet Ingo Fehr seinen Flughafen-Honig nicht nur für die Analysen, sondern auch zum Verzehr. Er sagt:»Es ist zwar kein Biohonig. Aber er erfüllt alle Anforderungen, die die offiziellen Verordnungen an Honig stellen.«

Dies überprüft und dokumentiert er ebenfalls, und er vergleicht ihn mit dem seiner Bienen in Schleswig-Holstein. Das Ergebnis: In manchen Jahren ist der aus Fuhlsbüttel sogar noch sauberer als derjenige vom Lande. Nicht zu glauben!

Den »Flughafenhonig« gibt es nicht zu kaufen, dazu ist er zu rar. Pro Jahr werden etwa 1200 Gläser à 250 Gramm davon abgefüllt. Einige behält und verzehrt Ingo Fehr, die anderen gehören seinen Auftraggebern, den Herren von der Stabsstelle Umweltschutz am Flughafen Fuhlsbüttel. Verdiente Mitarbeiter oder hohe Gäste erhalten von ihnen eins als besonderes Geschenk. Wirklich eine originelle Idee, um die sich eine Geschichte rankt – fast zu schön, um wahr zu sein.

In Japan führen Bienen noch eine ganz anders geartete Aufgabe aus, wieder nahe einem Flughafen. Sie sind nämlich Leibwächter für etwa 4000 Zwergseeschwalben, die alljährlich den Sommer auf dem weitläufigen Dach einer Wasseraufbereitungsanlage in der Nähe des Flughafens von Tokio verbringen. Dort ziehen sie ihren Nachwuchs auf. Die Flugzeuge sind nicht das Problem, sondern mehr als sechzig

Krähen, die sich gern über die Eier und Jungvögel der See-
schwalben hermachen. Im Sommer 2008 nun erhielten die
Schwalben Schützenhilfe von 20 000 Honigbienen, welche
die Krähen verjagen sollten. Die Idee stammte von einem
städtischen Angestellten. Er kannte Experimente mit schwarzen und weißen Ballons, die ergaben, dass Bienen Schwarz
angreifen, Weiß aber nicht. Forscher vermuten, dass diese
Reaktion mit dem dunklen Fell von Bären zu tun hat. Tiere
mit dunklem Fell oder Gefieder werden angegriffen, damit
diese die Stöcke nicht plündern. Imker tragen aus diesem
Grund helle und nicht dunkle Schutzkleidung.[9]

TEIL II:

Märchenhafte Bienenwelt

Bienen in der »Popkultur«: »Let me tell you 'bout the birds and the bees …«

»… and the flowers and the trees and the stars up above and a thing called love.« Diesen Ohrwurm sang vor Jahrzehnten der italoamerikanische Schnulzier Dean Martin mit seiner unvergleichlich samtweichen, schmelzenden und zuweilen lustig kippenden Stimme. Bis heute liebt man das Lied als Evergreen. Der Text ist ein bisschen frech, denn es geht mehr oder minder unterschwellig um den Bestäubungsvorgang bei Vögeln, Blumen und am Ende auch bei den Menschen; es geht um einen bestimmten Teilbereich der »Bee-ologie«, sozusagen. Aber das Ganze wurde so jugendfrei formuliert, dass es sich sogar als Kinderlied eignet.

Schon immer assoziierte man Bienen mit Sex und Liebe. Ihren Stich sah man zuweilen als Amors Pfeil an, der mitten ins Herz getroffen hatte. Dabei ist die Atmosphäre im Bienenstock überhaupt nicht erotisch aufgeladen, sondern es geht dort um Brutpflege. Aber das lustvolle Suchen der Pollen- und Nektarsammlerinnen in weit geöffneten Blüten mit überbordenen Staubgefäßen, welches schlussendlich zu einer Befruchtung führt, bietet sich als Gleichnis an.

All dies vereinigt Wilhelm Busch, der Urvater aller Comics, in seiner Bildergeschichte *Schnurrdiburr oder Die Bienen*. Im ersten Kapitel gibt er einen »putzigen« Einblick in die Aufgabengebiete der Brummer:

I. Kapitel.

Sei mir gegrüßt, du lieber Mai,
Mit Laub und Blüten mancherlei!
Seid mir gegrüßt, ihr lieben Bienen,
Vom Morgensonnenstrahl beschienen!
Wie fliegt ihr munter ein und aus
In Imker Dralle's Bienenhaus

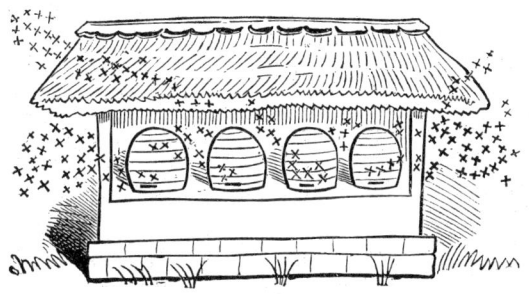

Und seid zu dieser Morgenzeit
So früh schon voller Tätigkeit.

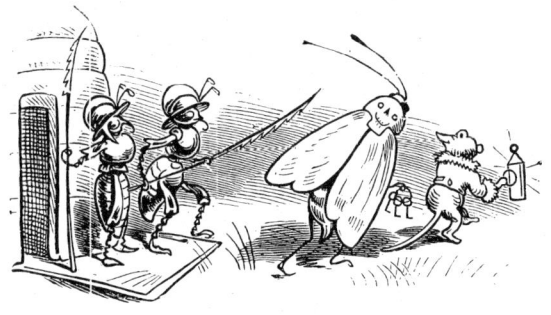

Für Diebe ist hier nichts zu machen,
Denn vor dem Tore steh'n die Wachen.

Und all' die wackern Handwerksleute
Die hauen, messen stillvergnügt,

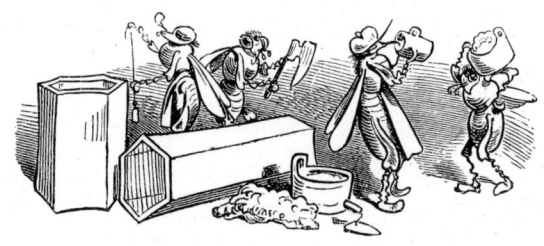

Bis daß die Seite sich zur Seite
Schön sechsgeeckt zusammenfügt.

Schau! Bienenlieschen in der Frühe
Bringt Staub und Kehricht vor die Tür;

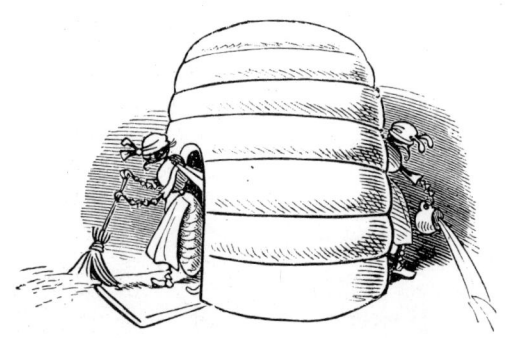

Ja! Reinlichkeit macht viele Mühe,
Doch später macht sie auch Pläsier.

Im zweiten Kapitel gibt es ein fieses und gemeines Intermezzo, in dem ein buchstäblich armes Schwein mit Dutzenden von Bienenstichen klarkommen muss. Und dann betreten Christine Dralle und Lehrer Knörrje die Bühne oder besser gesagt einen Garten, in dem es grünt und blüht:

>»Hier diese Blumen, darf ich's wagen?«
>Christine wagt nicht, nein zu sagen.
>Jetzt fasst er sanft ihr um das Mieder,
>Ach ja! Und sie errötet wieder.

Der Pädagoge kann es nicht lassen, bei der Dame seines Herzens ein bisschen mit seiner Weisheit anzugeben:

>Die Immen sind ja ein Vergnügen,
>Wie sie so umeinander fliegen.
>Und standen auch in großem Ruhme
>Bereits im grauen Heidentume.
>So zum Exempel hielt Virgil
>Der ein Poet, von ihnen viel.

Als er für das nächste Rendezvous das Bienenhaus vorschlägt, nimmt das Unvermeidliche seinen Lauf. Ein Bienenschwarm versetzt alles in Aufruhr, ein Tanzbär vergreift sich am Honig, es gibt jede Menge Beschwerden durch Stiche und ein Happy End: Das junge Paar kriegt sich.

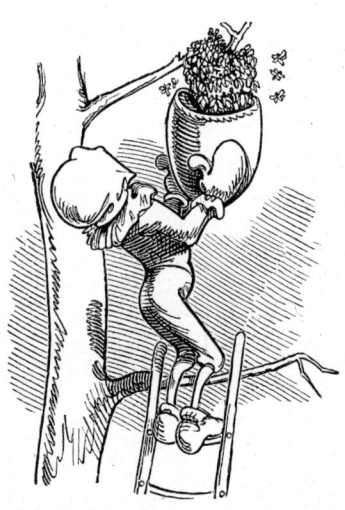

Gar wohl vermummt, doch ohne Bangen
Hat er den Schwarm bereits gefangen;

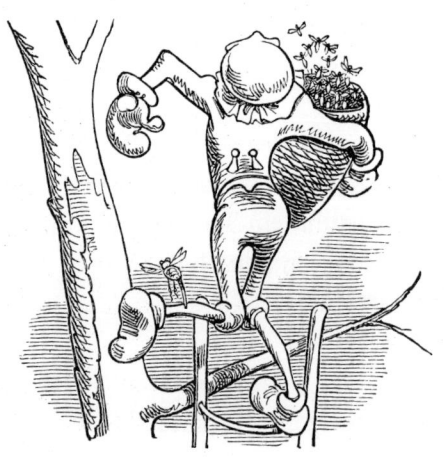

Hoch oben steht er kühn und g'rade,
Da sticht's ihn in die linke Wade.

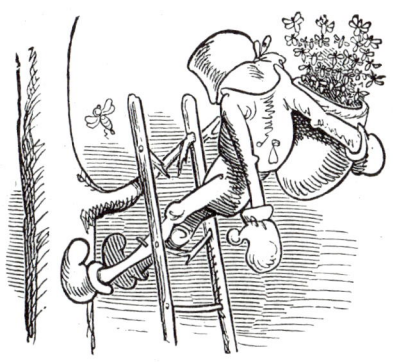

Au jau! — die erste Sprosse bricht,
Denn viel zu groß ist das Gewicht;

»Beehive Hairdo«

Die Bienenkorbfrisur, hier bei uns eher als Farah-Diba-Frisur
bekannt und getragen in den sechziger Jahren von Stars wie
der britischen Sängerin Dusty Springfield, soll wahrscheinlich ebenfalls Gedanken in der Richtung aufkommen lassen: »Männer umschwirrn mich wie Motten das Licht.« Seit
kurzem ist dieser »Hairdo« wieder ziemlich hip und wird von
jungen Frauen des eher verwegenen Typs getragen.

Mitten in der südaustralischen Stadt Adelaide steht ein
imposantes, von einer gigantischen golden-schwarzen Biene
gekröntes Gebäude mit dem Namen »Beehive Corner« (»Bie-
nenkorbecke«).

Anfang der neunziger Jahre lief der wunderbare ameri-

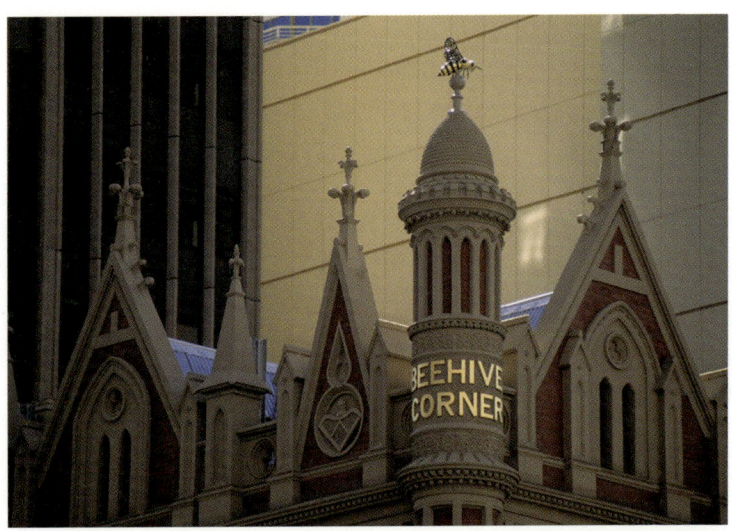

In Adelaide wird die Tradition gepflegt, auch in Form von Bausubstanz, wie hier das historische Gebäude der Beehive Corner.

kanische Film »Grüne Tomaten«. Er wurde zum Klassiker. Eine der Hauptfiguren kennt sich mit Bienen aus. Sie wird »Bee-Charmer« genannt, »Bienenzauberin« oder »-bezauberin«. Eine schön gruselige Schlüsselszene zeigt, wie sie von einem Bienenvolk in einem Baum Honig stiehlt und ihn ihrer neu gewonnenen Freundin zum Geschenk macht. Der Film dreht sich um Gemeinschaft, Solidarität, Treue, und die Bienen spielen dabei im Hintergrund eine wichtige symbolische Rolle.

Ebenfalls aus Amerika kommt der Bestsellerroman *Die Bienenhüterin*. Erst war er ein Geheimtipp, dann wurde er zu einem gigantischen Erfolg. Der Roman der Autorin Sue Monk Kidd handelt von einem vierzehnjährigen Mädchen aus den Südstaaten der USA, das seine Mutter verloren hat und zusammen mit seiner schwarzen Nanny dem gewalttätigen Vater entflieht. Die beiden kommen bei drei Schwestern unter, ebenfalls Schwarzen, die von der Imkerei leben und die junge Lily in ihre Kunst einweihen. Sie produzieren den »Honig der Schwarzen Madonna«.

Das Buch fasziniert auf allen Handlungsebenen. Da, wo es um Lilys Schicksal geht, ebenso wie beim Thema »Bienen und Honig«, von Sue Monk Kidd sachkundig erklärt und wunderschön formuliert. Und erst recht in dem Bereich, wo die Symbolik der Bienen für solidarisches Zusammenarbeiten an einem übergeordneten großen Ganzen eine Rolle spielt.

Unterm Strich geht es darum, dass jeder Mensch, egal, ob Frau oder Mann, eine Mutter in sich selbst finden muss. Einen mütterlichen, fürsorglichen, warmherzigen, verständnisvollen Anteil. Augusta, die Bienenhüterin, sagt: »… im Grunde genommen, Lily, ist die Liebe das Einzige, das bedeutend genug ist, unserem Leben einen Sinn zu geben.« Damit ist auch die Liebe zu sich selbst und zum eigenen mütterlichen Anteil gemeint. Und die Liebe zur Natur, zu den Pflanzen, Tieren und natürlich vor allem zu den Bienen.

Bienen als Opernstars

Man glaubt es kaum, aber im Dach der Pariser Oper gibt es einen Bienenstock. Eingerichtet wurde er von einem Bühnenarbeiter, der sich um die Kulissen kümmert. Für ihre Nektar- und Pollenernte stehen diesen privilegierten Insekten die Blumen aller Parks, Friedhöfe, Innengärten, Balkonbepflanzungen der Stadt zur Verfügung. Und sie kommen in den Genuss einer leicht verlängerten Saison, denn in Paris herrschen etwas höhere Temperaturen als draußen auf dem Land. Die Blütezeit dauert länger.

Der Honig wird im Souvenirladen der Oper verkauft und im legendären Pariser Feinkostgeschäft Fauchon, das sowieso eine gigantische Auswahl unterschiedlicher Honigsorten im Angebot hat. Preiswert ist er nicht gerade, aber wer erwartet das schon bei einem so außergewöhnlichen Produkt?

Es besteht im kulturellen Leben von Paris noch eine weitere Verbindung zu den Bienen. Die berühmte Theatergesellschaft Comédie Française erwählte sich nämlich das Bienenvolk als Symbol für die Schauspielertruppe, in welcher der Einzelne sein Bestes für das Ganze gibt. Um an das Geld zu erinnern, das man früher den Schauspielern auf die Bühne warf, kann man im Andenkenladen der Comédie Française in goldenes Stanniolpapier verpackte Schokoladenmünzen kaufen, in die ein von Bienen umschwärmter Korb eingeprägt ist.

Die Biene war auch Symbol des napoleonischen Empire, und sie war das kaiserliche Wappentier. Damit hat der berühmte Bienenflakon des angesehenen Pariser Parfumeurs Pierre-François-Pascal Guerlain zu tun.

Er wurde Mitte des 19. Jahrhunderts eine Autorität auf einem bis dahin völlig neuen Gebiet, der Duftkreation mit persönlicher Note. Von Napoléon III. erhielt er den Titel »Geprüfter Parfumeur Seiner Majestät« verliehen, den höchsten Titel eines Hoflieferanten. Denn er hatte der Kaiserin als Hochzeitsgeschenk das Parfum Eau de Cologne Impériale komponiert. Diese liebte es nicht nur deswegen sofort, weil es ganz wundervoll nach Orangenblüten, Bergamotten, Zitronen, Lavendel und Rosmarin duftete. Sondern auch, weil es ihr gegen ihre Migräne half. Das Eau de Cologne gibt es bis heute, es ist ein »Unisex«-Parfum, wird also von Mesdames und Messieurs verwendet.

Fast noch bemerkenswerter als der exquisite, blumig-zitronig erfrischende Duft war und ist das Fläschchen, eines der allerersten Parfumflakons der Welt. Es wurde von der Glasmanufaktur Pochet et du Courval kreiert: zylinderförmig und mit einer Kuppel versehen, mit herausgearbeiteten Waben aus feinem Gold verziert und mit 69 vergoldeten Bienen als Relief versehen. Ein entzückendes Meisterwerk.

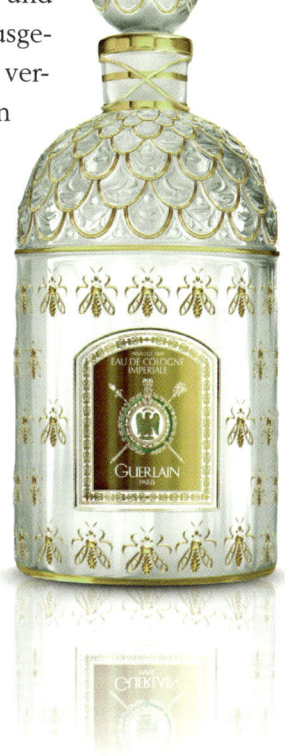

Und das wirklich Erstaunliche daran: Seit 1853 bis heute führt der Guerlain-Katalog das Eau de Cologne in genau diesem Flakon. Das Bienen- und Wabenmuster wird noch immer von Hand vergoldet und auf Wunsch mit den Initialen des Käufers oder der Käuferin graviert. So kann jeder, der sich den Spaß ein bisschen etwas kosten lassen möchte, einen Hauch von napoléonischer Kaiserlichkeit in seinem Badezimmer etablieren.

Biene Maja, Biene Sonnenstrahl

Kinder sind von Natur aus neugierig. Ohne Mühe kann man sie für Bienen und Honig begeistern. Der entsprechende Klassiker ist bei uns das schon im Jahr 1912 erschienene Kinderbuch *Die Biene Maja und ihre Abenteuer* von Waldemar Bonsels. Darin verweigert die kleine Biene den Arbeitsdienst, der von ihr erwartet wird. Als sie aber von einem Angriffsplan der Hornissen auf ihren Heimatstock erfährt, hilft sie, diesen Angriff abzuwehren. Das Buch zeugt von einem beachtlichen Bienen-Sachverstand, Kinder können bei der Lektüre wirklich etwas lernen.

Es wurde in über vierzig Sprachen herausgebracht und ist ein unglaublicher Bestseller. Schon in den dreißiger Jahren wollte Walt Disney die Geschichte verfilmen, Bonsels gab aber die Filmrechte nicht her. Erst 1974 stimmte seine Witwe der Verfilmung zu. 1976 kam die bekannte Trickfilmserie für das Fernsehen heraus. Man produzierte 104 Folgen, die bis heute wiederholt werden. Die Trickversion reicht allerdings qualitativ nicht an das Buch heran.

Noch ein anderes Kinderbuch bietet auf unterhaltsame Art Einblick in das Leben der Bienen. Es hat einen anthroposophischen Hintergrund. Etwas aus dieser Richtung unter die Überschrift »Popkultur« zu stellen ist sicherlich nicht ganz korrekt, dennoch passt es hier an diese Stelle.

Der Autor heißt Jakob Streit. Er wurde 1910 am Thuner See in der Schweiz geboren, war Lehrer und verfasste rund dreißig Kinderbücher, vor allem Tiergeschichten und Märchen. *Das Bienenbuch* entstand schon 1944, später *Kleine Biene Sonnenstrahl*.

Streit wurde 1956 mit dem Literaturpreis der Stadt Bern ausgezeichnet. Er schreibt (»Anstelle eines Nachworts« in *Das Bienenbuch*): »Mein Vater hat mich als Knabe in die Bienenpflege eingeführt. Ich war sein Handlanger. Mit etwa zehn Jahren schenkte er mir ein Bienenvolk, das ich allein zu pflegen hatte. Es wurde in einem weißen Kasten einlogiert. Nebenan hatte mein älterer Bruder sein Volk im blauen Kasten.

Als ich nach ein paar Jahren kaum vierzehn Tage zur Ausbildung im Lehrerseminar bei Bern war, starb unerwartet mein Vater an einem Schlaganfall. Es war im Monat Mai, als alles blühte, und doch starben alle zwölf Bienenvölker bei unserem Hause mit ihm. Keine Biene flog mehr aus. Traurig bemerkte ich das erst, als ich nach zwei Wochen wieder nach Hause kam. Plötzlich bemerkte ich bei meinem weißen Kasten, dass da wohl ein zugeflogener Schwarm am Sich-Einnisten war und unermüdlich tote Bienen herausschaffte. ›Wir sind wieder da, fahre weiter!‹ – So war es. Unter den vielen Kästen hatte er gerade den meinen ›erwählt‹. Nach und nach musste ich all die anderen Kästen mit den toten Bienen ausputzen. So wurde ich zum Bienenvater-Jüngling. Aus dem zugeflogenen Schwarm gab es in den nächsten Jahren sieben Völker.

Später wurde mir bekannt, dass ein alter Volksspruch besagte, dass man beim Tode eines Bienenvaters bei jedem Volke dreimal anklopfen solle mit dem Spruch: ›Bien, Bien, myn Att isch tot, verlass mi nid i myner Not!‹ Bien, Bien, mein Vater ist tot, verlass mich nicht in meiner Not!

Aus meinem Weiterpflegen der Bienen konnte ich später mein *Bienenbuch* und *Kleine Biene Sonnenstrahl* schreiben, um die Wunder des Bienenlebens der Jugend bekannt zu machen.«[10]

Als junger Lehrer bekam Jakob Streit Kontakt zur Anthroposophie Rudolf Steiners. Dieser philosophische Hintergrund spielt bei allem, was er schreibt, eine wichtige Rolle. So werden seine Bücher in Waldorfkindergärten und -schulen als Klassiker gelesen.

Ein Vater berichtet mir, wie sehr seine beiden Kinder *Kleine Biene Sonnenstrahl* geliebt haben und wie sie es immer wieder vorgelesen bekommen wollten. Sie hätten dadurch viel über Bienen erfahren und seien auch heute noch als ältere Kinder ganz vernarrt in diese Insekten.

Streit schreibt wirklich sehr kenntnisreich und gleichzeitig poetisch. So antwortet zum Beispiel die weise Biene Abelia auf die Frage einer Wächterbiene, warum der Verzehr von Honig wärmt: »Im Sommer trinken die Blumenkelche die warmen Sonnenstrahlen. Das gibt den Honig. Der ist geschmolzener Sonnenschein, darum kann er wärmen.«

»Der kalte Winterdrache liegt über der Erde und schnauft alles tot«, deswegen müssen Abelia, die Wächterbiene und alle anderen warten, bis es Frühling wird und die Königin einen ersten Ausflug erlaubt. Dann ist in der Bienenstadt Frühjahrsputz angesagt, denn die Königin will ihre Eier in sauberen kleinen Kammern ablegen. Die erste junge Biene, die aus einer mit Wachs zugedeckelten Zelle schlüpft, erhält den Namen »Sonnenstrahl«. Sofort muss sie wärmen helfen, damit ihre kleinen Schwestern ebenfalls bald schlüpfen können.

Die Geschichte beschreibt die ganze Entwicklung, das ganze Arbeits- und Gefahrenpensum ihres Bienenlebens, bis die kleine Biene Sonnenstrahl am Ende zur ersten Dienerin der alten Königin avanciert.

Dann gibt es noch etwas ganz Modernes für Kinder über Bienen. Aber dazu sollte ich erst einen kleinen Vorspann abliefern.

»Bee Movie«

Sie wissen, was ein B-Film oder ein B-Movie ist. Ein Film, der mit nur mittelmäßigen Schauspielern, wenig technischem Aufwand und begrenztem Budget produziert wurde, ein zweitklassiger Film. Ein A-Movie hingegen besitzt in jeder Hinsicht Topqualität.

»Bee Movie« spricht man genauso aus wie »B-Movie«, nur

dass die Übersetzung »Bienenfilm« lautet. Und dass man, darin liegt der Witz, diesen Zeichentrickfilm mit allerhöchstem technischem und finanziellem Aufwand realisiert hat. Die Texte der Figuren werden von Hollywood-Schauspielern wie Renée Zellweger und Jerry Seinfeld gesprochen. Anders als B-Movies ist »Bee Movie« keine zweitklassige Produktion, sondern wurde ausgesprochen sorgfältig gemacht, sodass daraus ein gigantischer Kassenschlager entstand. Das Wortspiel mit dem Titel zeugt von typisch amerikanischem Humor.

Worum es geht? Barry B. Benson, gesprochen »Bee Benson«, ein Bienenjüngling in braun-gelb gestreiftem Strickpulli, hat gerade die Schule hinter sich. Seine Eltern drängen ihn, in ihre Fußstapfen zu treten und in die Honigproduktion einzusteigen. Obwohl Barry die Fahrt durch die Honigfabrik faszinierend findet, in der alles »sechsegeeckt zusammengefügt« ist, will er sich jedoch erst mal die Welt »da draußen« anschauen. Denn er weiß, sein künftiger Job ist ein Job fürs Leben.

Verwirrt registriert er, dass sein Auftauchen die Menschen jedes Mal in Panik versetzt und dass sie ihm unbesehen auf brutalste Weise den Garaus machen wollen. Aber es gibt auch Ausnahmen, zum Beispiel ein freundliches kleines Kind und die Blumenverkäuferin Vanessa Bloom, gesprochen »Blum«.

Ihrem Zauber ist Barry B. sogleich erlegen, er verliebt sich in sie. Als das geschieht, läuft im Hintergrund der Hit »Sugar, oh, honey, honey, you are my candy-girl…«

Im Supermarkt sieht der junge Held Batterien von Honiggläsern und ist empört: »Wir Bienen haben ihn erfunden und in mühseliger Arbeit gemacht, und die Menschen stehlen ihn. We make the honey and they make the money.«

Barry erreicht, dass es einen Prozess am Obersten Gerichtshof gibt, und in der Tat, die Bienen bekommen recht. Ihnen muss der gesamte existierende Honig zurückgegeben werden. Die Honigproduktion wird eingestellt, Barrys Artgenossen dürfen sich nach ihrer unermüdlichen Arbeit zum ersten Mal in ihrem Leben auf die faule Haut legen. Schnell aber geht im Zuge dessen alles Grünen und Blühen zugrunde, denn die Bestäubung bleibt ja ebenfalls auf der Strecke. Barry B.s Freundin Vanessa Bloom muss ihr hübsches Geschäft in Manhattan schließen, weil alles verdorrt ist.

Da fällt dem ungleichen Pärchen ein phantastischer Coup ein, der ihnen nach ein paar halsbrecherischen Abenteuern auch gelingt. Am Ende sind die Bienen *back to business*. Und begleitet vom Beatles-Song »Here comes the Sun«, »Hier kommt die Sonne«, bestäuben und produzieren sie wieder wie die Weltmeister.

Ja, klar, »Bee Movie« ist ein typisch grellfarbiger, leicht kitschiger und überagitierter amerikanischer Trickfilm. Der Held sollte als Biene, die ja weiblich ist, eigentlich eine Heldin sein. Es gibt wirklich einiges auszusetzen. Trotzdem unterhält man sich beim Anschauen ganz hervorragend. Und Kinder erhalten auf witzige Art einige grundsätzliche wertvolle Informationen über Bienen.

Zusätzlich zur DVD werden Spiele und andere Materialien angeboten, die das Wissen vertiefen.

So kann »Bee Movie« als A-Movie bewertet werden. Und als bemerkenswerter Puzzlestein der gegenwärtigen Popkultur, die, wie man sieht, das Thema »Bienen« durchaus einbezieht.

Melissa und andere Hohepriesterinnen

Wie die Schicksalsgöttinnen spinnen und weben, knüpfen, abschneiden und wieder anknüpfen und wie sie aus buntem Stückwerk den Teppich des Lebens kreieren, so war und ist es mit den verschiedenen Projekten der Schauspielerin Ruth Maria Kubitschek, die auf jeden Fall für uns Deutsche zur »Popkultur« gehört. [11]

Da war zum Beispiel der Garten ihrer Kindheit. Ihr Vater, ein Beamter, hatte eine Schwäche für Edelweiß und Enzian. Singend kümmerte er sich um seine Blumen. »… und er sang immer falsch«, erinnert sich die Tochter.

Nachdem die siebenköpfige Familie Kubitschek aus dem Erzgebirge fliehen musste, bekam sie im Gebiet der ehemaligen DDR Land zugewiesen. Dort musste Ruth als Jugendliche zwei Jahre lang harte Feldarbeit leisten, »wie ein Knecht«, um zum Überleben der Familie beizutragen. Danach ließ der Vater sie zur Schauspielschule gehen.

Ein Garten mit Pflaumenbäumen war damals Teil der neuen Heimat. Der Garten, den Frau Kubitschek Mitte, Ende der neunziger Jahre in ihrer zu dieser Zeit neu gewonnenen Heimat in der Schweiz angelegt hat, ist Standort vieler alter Pflaumenbäume. Hier sind die Schicksalsfäden zu erkennen, die Muster ihres Lebens, die sich wiederholen und vervollständigen. Aber bei manchen Details ist sie noch nicht sicher. Irgendetwas hat sie mit Pan zu tun, dem Vegetationsgott, der in alten Zeiten immer zusammen mit einer Göttin oder mit der Göttin dargestellt wurde, männlicher Pol einer Dualität von Wachstum und Fruchtbarkeit. Später wurde er verteufelt und als geiler Bock abgetan.

Frau Kubitschek besitzt die Abbildung einer alten Vase, auf der Pan zu sehen ist, wie er mit Aphrodite Schach spielt.

Ihr scheint es, als habe sie Pan während der Zeit der Planung und des Baus ihres Gartens mehr und mehr auf Aphrodite hingewiesen. Aphrodite war übrigens noch viel mehr als nur die griechische Göttin der Liebe, Pendant der römischen Venus. In ihrem Buch *Das geheime Wissen der Frauen* schreibt Barbara Walker: »Wie Kali war sie (Aphrodite) die Dreiheit von Jungfrau, Mutter und Greisin. Einst war sie nicht von den Schicksalsgöttinnen (Moiren) unterscheidbar. Ihr alter Name war Moira, und sie ist angeblich älter als die Zeit.«

Da haben wir sie also, die Schicksalsgöttinnen…

In Frau Kubitscheks mittlerweile berühmtem Garten gibt es unter anderem Statuen von einer namenlosen Muttergöttin, von Aphrodite, von der großen universellen Göttin Diana/Artemis und von der dreifachen Schicksalsgöttin (!) Fortuna.

Wie kam es überhaupt zu dem Garten?

Nachdem sie lange Zeit in München gelebt hatte, zog die Schauspielerin Anfang der neunziger Jahre in ein kleines Schweizer Dorf nahe dem Bodensee. Von ihrer Terrasse aus hat sie einen wunderschönen, weiten Blick auf die Reichenau, die Garteninsel. Schon vor vierzig Jahren gefiel ihr diese Landschaft so gut, dass sie dachte: »Hier möchte ich irgendwann mal leben.«

Mittlerweile weiß sie im Übrigen, dass die Gegend nicht nur ästhetisch ansprechend, sondern auch geomantisch ausgesprochen kraftvoll und wichtig ist. Sie gilt als das Herzchakra Europas.

Wie viel Disziplin und Arbeit dafür notwendig ist, als Schauspielerin eine solche Karriere zu machen wie sie, darüber spricht sie nicht viel. Heute, wo sie noch zusätzlich erfolgreiche Malerin, Autorin von Sachbüchern und Romanen sowie passionierte Gärtnerin ist, sagt sie: »Ich habe in meinem Leben noch nie so viel gearbeitet.«

Wie auch ihr Beispiel zeigt, sind zur Verwirklichung von Träumen nicht nur Glück, Gnade und vielleicht das »positive Denken« notwendig. Sondern Erfolg ist auch immer mit sehr viel Durchhaltevermögen und Schweiß verbunden.

Hinter dem Haus, in dem Frau Kubitschek lebt, liegt ein steil abfallender, mit Pflaumenbäumen bestandener und mit Gras bewachsener Abhang, der in ein Waldstück übergeht. Bevor sie und ihre Helfer dort Hand anlegten, war das eine Art Müllkippe. Dann fand ein Transformationsprozess statt, auf der härtesten materiellen Ebene von Schutt, Steinen, Unkraut genauso wie auf den unsichtbaren, immateriellen Ebenen der beteiligten Menschen. Und auf den Ebenen des Geistes der Natur.

»Dieser Garten«, sagt Frau Kubitschek, »ist meine kleine Gabe zur Wiederherstellung der Natur in der Erde und auf der Erde. Ich glaube, wenn wir die Natur ganz allein lassen, jedenfalls die Natur, die von uns Menschen schon zerstört worden ist, dann geht sie erst recht und noch viel mehr kaputt. Die menschliche Hand ist mit dem Wachstum in der Natur eng verbunden. Sie ermöglicht, dass das Leben weitergeht. Sie entfernt zum Beispiel einen toten Ast, der dem Baum die Kraft nimmt.«

Weiter sagt sie:»Ich finde, wenn sich jeder besinnen würde, könnten wir hier auf der Erde Ordnung machen. Die Materie ist Geist! Es ist von den Esoterikern falsch, zu sagen, wir müssten uns von der Materie lösen. Wir müssen uns vom Habenwollen lösen. Dabei ist unsere Erde das Kostbarste, was es gibt. Sie ist unsere Lebensgrundlage, sie ist wie ein Brillant. Wir dürfen sie nicht zerstören. Darum geht es mir.«

Und für all dies hat sie mit ihrem Garten ein Beispiel gegeben.

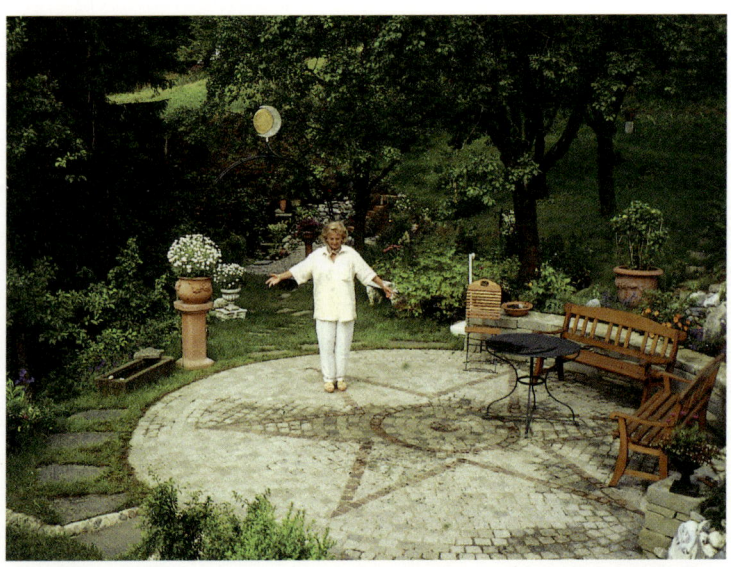

*Die Schauspielerin Ruth Maria Kubitschek in ihrem Zaubergarten, einem An-
ziehungspunkt für Bienen.*

Haben wir hier ein Grundmuster im Schicksalsteppich
Ruth Maria Kubitscheks? Sieht sie es heute so, dass sie als
Schauspielerin bekannt wurde, damit sie nun die Botschaft
von der Erde und ihrer Beseeltheit vielen offenen Ohren ver-
mitteln kann? »Heute bin ich fast bereit, es so zu sehen«,
antwortet sie. »Der Lebensplan eines Menschen entfaltet
sich wirklich auf wunderbare Weise. Über große Umwege
manchmal, und trotzdem kommt man ans Ziel.«

Als sie mit vierzehn, fünfzehn für ihren Vater Feldarbeit
verrichten musste und davon träumte, Theater zu spielen,
sagte ihr alter Herr zu ihr: »Du bist viel zu ehrlich für den
Schauspielerberuf. Du gehst bestimmt wieder aufs Land.«

Damit sollte er recht behalten. Doch sie selbst hatte genauso recht mit der Wahl ihres Berufes, dem sie auch wei-

terhin treu bleibt. »Wenn ich was bewirken möchte; wenn ich wirklich gehört werden möchte mit meinem Anliegen – ›Bringt euer Stückchen Erde, bringt euer Leben in Ordnung‹ –, dann muss ich weiter spielen.«

Wer hätte das gedacht? Dass diese Schauspielerin das Schreiben und die Beschäftigung mit dem Spirituellen nicht etwa als Hobby betreibt. Sondern dass genau umgekehrt die Schauspielerei ihr den notwendigen finanziellen Rahmen und das entsprechende Publikum verschafft, damit sie sich als Fürsprecherin der beseelten Erde entfalten und auch in dieser Rolle gesehen, gehört und geliebt werden kann…

Dass die Figur in einem Fernsehkrimi, mit der sie vor Jahrzehnten den Durchbruch schaffte, einen Pflanzennamen trug – Melissa –, darüber hat sie nie nachgedacht. Als die Sprache darauf kommt, fällt ihr ein, dass die Melisse ihr offenbar äußerst wohlgesinnt ist. Ihre Heilkraft nutzt sie immer wieder. Die Zitronenmelisse wächst in großen Büscheln in ihrem Garten.

An einem 21. Juni, zur Sommersonnenwende, hat sie an den Melissenbüschen zum ersten Mal Bienen entdeckt. Das nimmt sie, genau wie das Auftauchen von Libellen und Glühwürmchen, als gutes Zeichen. Und auch die Biene passt ins Gewebe ihrer Lebensgeschichte. Der griechische Name für »Biene« ist *mélissa*. So lautet der Titel von Aphrodites höchster Priesterin beim Honigwabenschrein des Berges Eryx. Dort stellt eine goldene Honigwabe den Fetisch der Göttin dar.

»Irgendwas habe ich definitiv mit der Göttin zu tun«, fasst Ruth Maria Kubitschek zusammen. »Was genau, das liegt noch nicht klar vor mir. Es ist wie ein Puzzlespiel, das sich langsam zusammenfügt.«

Mythologie: Wesen aus der paradiesischen Welt der Sonne

Ein Krafttier – das ist ein Tier, das mir im Traum, im »Tagtraum«, in der Meditation begegnet und mit dem ich eine ganz persönliche innere Beziehung habe. Krafttiere spielten in allen Naturvölkern eine wichtige Rolle, davon zeugen Felsmalereien und Kunstwerke wie Totempfähle. Auch hier bei uns waren sie wichtig. So wird beispielsweise auf Familienwappen das »Clan-Totem« dargestellt, der Wolf für die Familie Wolf, der Kranich für die Familie Krahns…

Ein Krafttier braucht aber nicht unbedingt etwas so Großes und Respekt Einflößendes zu sein wie ein Wolf, ein Löwe oder ein Adler. Jedes Tier kann ein Krafttier sein, wenn ich merke, mit dem verbindet mich etwas Spezielles, das hat mir etwas Wichtiges mitzuteilen. Auch ein Insekt, auch eine Biene kann diese Rolle übernehmen.

In meinem Buch *Krafttiere* beschäftige ich mich ausführlich mit dem faszinierenden Thema, über das man zu sehr viel Einfühlsamkeit und Liebe für die Natur gelangen kann. Im »Kleinen Lexikon der Krafttiere«, dem letzten Teil des Buches, gibt es folgenden Abschnitt über die Biene:

»Schon im Altertum galt die Biene als heiliges Tier. Ihr Produkt, der Honig, war nicht nur eine beliebte Speise, sondern auch eins der wenigen verfügbaren Süßungs- und Konservierungsmittel. Außerdem war und ist der Honig ein hervorragendes Heilmittel, nicht nur, wenn man ihn verzehrt, sondern auch für äußere Anwendungen.

Die Priesterinnen der Göttin in Griechenland, Anatolien und in anderen Ländern wurden mit ›Biene‹, ›reine Mutter Biene‹ und ähnlichen Namen angesprochen. Der Mithraskult verehrte die Mondgöttin als Schöpferin des Honigs, der bei rituellen Reinigungen verwendet wurde. In der lateinischen und deutschen Dichtung des Mittelalters war die Biene ein Symbol für die Parthenogenese, also die ›Jungfernzeugung‹ (Entwicklung von Pflanzen, Tieren und Menschen aus unbefruchteten Eizellen). So war sie auch ein Tier der Maria. In der Tradition der Druiden kamen die Bienen aus der paradiesischen Welt der Sonne und des Geistes. Hier tanzten die Bienen einen heiligen Tanz zur Huldigung der Sonne. Der Stich einer Biene kann auch als Symbol für Amors Pfeil gedeutet werden.

Von allen Tieren haben nur die Bienen eine symbolische Kommunikation entwickelt.

Bedeutung und Botschaft: Die Biene ist in ganz besonderem Maße ein Tier der Göttin. Als Krafttier kann sie bei der Entwicklung von weiblichen Qualitäten wie Gemeinschaftssinn, Sorge um das Wohl anderer und das Gemeinwohl, Fleiß, Unermüdlichkeit und Enthaltsamkeit (zum Beispiel von Süchten) helfen.

Wer für sich selbst und für andere Menschen sorgt und sich in einer Gemeinschaft, wie auch immer sie aussehen mag, aufgehoben und mit anderen verbunden fühlt, ist für Gefühle innerer Leere wenig anfällig. So braucht er weder dichtzumachen noch sich in Phantasien oder intellektuelle Denkgebäude zu flüchten, noch sich mit dubiosen Substanzen vollzuballern oder zwanghafte Verhaltensweisen zu entwickeln. Die Biene kann Ihnen zeigen, wo und wie Sie den Honig und die Süße des Lebens auf gesunde Weise finden.

Sie kann andererseits aber auch sehr genau darauf hinweisen, dass Sie sich in eine Gemeinschaft begeben wollen oder begeben haben, die Ihnen nicht guttut; die möglicherweise als Gemeinschaft ›Suchtpotenzial‹ enthält, die also beispielsweise in Richtung Sekte geht. Es gibt heute solche sekten-artige Vereinigungen, auf die herkömmliche Definitionen, was eine Sekte ist, nicht mehr passen und die daher fast un-durchschaubar und besonders gefährlich sind. Die Biene als Krafttier kann Ihnen helfen, die Spur aufzunehmen, eine für Sie richtige Entscheidung zu treffen und diese Entscheidung zu realisieren.

Schließlich kann die Biene einen Weg zur weiblichen gött-lichen Energie eröffnen; gerade dann, wenn Sie diesen Weg schon lange suchen, ihn bisher aber trotzdem nie so recht finden konnten.«

Isabellas Bienen-Initiation

Eine Bekannte von mir schreibt Folgendes: »Kraft-tiere begleiten mich schon seit meinen ›Twenties‹, als ich mit einer schamanischen Ausbildung begonnen habe. Danach zeigte mir das Leben selbst mit besonderen Tierbe-gegnungen, wie es weiterging.

In diesem Jahr [2008] kam die Biene auf mich zu. Beim Schwimmen im See habe ich eine Biene gerettet, die schon fast ertrunken war. Weil ich einhändig nicht schwimmen konnte, habe ich sie mir auf den Kopf gesetzt. Angst vor einem Stich hatte ich nicht. Sie ist direkt zwischen meine Augen ge-krabbelt, also auf mein Drittes Auge, wo sie sitzen blieb.

An Land wollte sie unbedingt auf meiner Hand bleiben, bis sie sich wieder regeneriert hatte. Die Wärme und meine Lebensenergie haben sie angezogen. Ich ließ sie gut zwanzig Minuten lang auf meiner Hand und setzte sie dann auf eine gelbe Blume. Sofort kroch sie ins Zentrum, um Nektar auf-zunehmen. Ich bedankte und verabschiedete mich.

Später habe ich über die Biene nachgelesen und zu

meinem Erstaunen erfahren, dass sie auch auf dem Dritten Auge Krishnas zu finden ist.«

Isabellas Bienen-Initiation ist ein gutes Beispiel dafür, wie eine Begegnung mit einem Krafttier ablaufen kann. Hier handelt es sich um einen wundersamen und traumhaften Kontakt im realen Leben. Der Kontakt hätte aber auch in einem Traum oder in einer Meditation stattfinden können.

Krafttier der Pharaonen und Nahrung der Götter

Dass die Biene im alten Ägypten eine Art Krafttier vieler Pharaonen war, belegt die Tatsache, dass im königlichen Protokoll dem Namen des Pharaos der Titel »n(y)-swt-bit« vorangestellt wurde. Das bedeutet »der der Binse und der Biene angehört«. Die Binse war das Wahrzeichen Oberägyptens, die Biene stand für Unterägypten.

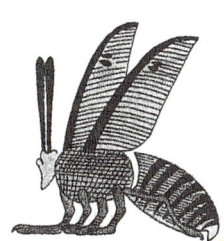

»Schloss der Biene« – so hieß der Tempel der Kriegsgöttin Neith. Die Hieroglyphe (das Wort stammt aus dem Griechischen und bedeutet »heilige Eingrabung«), also das bilderschriftliche Zeichen, für Biene hieß *bit*. Das gleiche Zeichen steht für »Honig«.

Die Hieroglyphe »bit«

Im Papyrus der Zeichen, einer Sammlung von Hieroglyphen mit Kommentaren, ist die Biene das erste bildhaft dargestellte Schriftzeichen. Sie führt also das Alphabet an, sozusagen, sie ist das Alpha, das »Alphatier«. Stilisierte Bienen finden sich auf Grabmälern, Statuen und Wandmalereien aus dieser Zeit.

Überall im alten Ägypten wurden Honigkuchen als Gabe zur Beschwichtigung der Götter verwendet.

Das Herkunftswörterbuch des Duden beantwortet nicht, ob es eine Verbindung zwischen dem ägyptischen *bit* und folgenden Worten gibt. Dem mittelhochdeutschen *bin(e)*, dem althochdeutschen *bini*, dem niederländischen *bij*, dem englischen *bee* und dem schwedischen *bi*. Auch nicht, ob das englische *bee* und *to be* (sein) miteinander verwandt sind, wie ein Autor behauptet. Aber der Duden schreibt: »Die starken Abweichungen dieser Formen … beruhen vermutlich … auch auf tabuistischen Entstellungen. Die Biene war früher ein wichtiges Jagdtier, das wegen des Honigs sehr geschätzt war und durch Nennung des richtigen Namens nicht vertrieben werden durfte.« »Ach, wie gut, dass niemand weiß, dass ich Rumpelstilzchen heiß …«

Es bildete sich eine Imkersprache heraus, aus der Wörter wie »Imme«, »Drohn(e)« und »Wabe« allgemein bekannt sind.

Auch bei den Griechen waren Opfergaben für die Götter als Honigkuchen gang und gäbe. Bienenzucht war bei ihnen wie bei den Römern weit verbreitet.

Legenden und Mythen über Bienen und Honig beeinflussen die Sichtweise zum Teil bis heute. In vielen Kulturen hat Honig mit Wahrheit zu tun. Die Ägypter aßen ihn an bestimmten Festtagen und riefen: »Süß ist die Wahrheit.«

Das hebräische Wort *dbure* bedeutet gleichzeitig »Biene« und »Wort«. Die Biene hatte also die Aufgabe, das göttliche Wort/die Wahrheit zu bringen. Platon und der heilige Ambrosius sollen deswegen mit so viel Talent und Wahrheitsliebe gesegnet gewesen sein, weil sich, als sie noch Kinder waren, eine Biene auf ihre Lippen gesetzt hatte.

Auf *dbure* geht der Name »Debora« zurück. So hieß eine israelische Herrscherin aus matriarchaler Zeit. Denselben Namen trugen mykenische und anatolische Herrscherinnen, die als Personifikationen der Großen Göttin galten, der »reinen Mutter Biene«. Debora wohnte unter einer heiligen Palme, die mit dem Baum des Lebens gleichgesetzt wurde.

Weil Honig als eins der wenigen im Altertum bekannten Konservierungsmittel zum Einbalsamieren von Toten verwendet wurde, sagte man statt »sterben« »in den Honig fallen«. Es gibt übrigens Honig als Grabbeigaben in Pharaonengräbern, der in luftdicht verschlossene Behälter gefüllt worden war und der sich bis heute gehalten hat!

Man bestrich die Lippen eines Neugeborenen mit Honig und wünschte ihm ein süßes Leben. Das tut man bis heute in Indien. (Sonst sollte man aber mit Honig bei Babys und Kleinkindern vorsichtig sein. Bis zum Alter von einem Jahr vertragen sie ihn noch nicht.)

Die alten Griechen hielten Honig für das erste Nahrungsmittel. Daher wurde er als Nahrung der Götter angesehen. Wobei man in der gesamten Antike nicht genau wusste, was Honig eigentlich war.

Zeus wurde nach seiner Geburt heimlich in eine Höhle gebracht. Amalthea und Melissa fütterten ihn dort mit Milch und Honig, was ihm so gut bekam, dass er zum mächtigen Göttervater heranwuchs.

Eibenhonig wurde niemals gegessen, sondern er gehörte als Opfergabe Persephone, der Königin der Unterwelt.

Die Griechen hatten einen Schutzgott der Bienen und Imker. Er hieß Aristäus. Der war ein Sohn des Sonnengottes Apollo und stammte von der Insel Malta, die früher Melita/Honiginsel hieß.[12] Ihm, dem ersten Imker aller Zeiten, starben eines Tages alle Bienen. Die Götter straften ihn auf diese Weise, weil er den Tod von zwei Menschen verursacht hatte.

Als Sühneopfer tötete er einen Bullen. Nach einigen Tagen sah er aus dem toten Tier einen Schwarm Bienen herausfliegen. So wurden seine eigenen wiedergeboren. Er brachte sie zurück zu seinen Stöcken, und seitdem glauben die Menschen, dass die Bienen Macht über den Tod besitzen. Die alten Könige in Griechenland ließen deswegen ihre Gräber in Form von Bienenkörben errichten.

Der wesentliche Grund für den Glauben, dass Bienen Macht über den Tod haben und Gestalten von Seelen der Toten und Ungeborenen sind, hat aber mit ihrer Winterruhe zu tun, die ja in der Insektenwelt ausgesprochen ungewöhnlich ist. Wenn sie im Frühjahr wieder erwachen, »stehen sie von den Toten auf«.

Die Götter Homers tranken auf dem Olymp Met, ein Honiggebräu. Das Gleiche taten die Krieger in Wodans Walhalla. Die Pythagoreer, die die Geheimnisse der Natur durch Geometrie zu verstehen suchten, meditierten über Honigwaben. Für sie enthüllte sich darin die elementare Symmetrie des Kosmos.

Die alten Druidengesetze Irlands, die als »Brehon Laws« bekannt sind, schützten Bienen und ihre Stöcke. Der Stock galt als perfekte Gemeinschaft. Es gab auch bei den Kelten Bienenstockgräber. Auf der Isle of Man galt es als Kapitalverbrechen, wenn jemand Bienen oder Honig stahl.

In England und Nordamerika waren Bienen der Inbegriff für Harmonie in der Familie. »Erzähl es den Bienen«, das ist dort ein stehender Begriff, der bedeutet, man soll die Insekten in alles einbeziehen. Man musste ihnen über den Tod einer im Haushalt wohnenden Person berichten, weil sie sonst selbst würden sterben müssen. Schlechte Nachrichten sollte man ihnen vor Sonnenaufgang des folgenden Tages übermitteln. Bei guten Nachrichten war das Reglement nicht so streng, aber auch sie sollten erwähnt werden, ebenso irgendwelche Alltagsdinge. Die Bienen wurden als Familienmitglieder angesehen.

Nach einem Begräbnis ließ man manchmal etwas vom Leichenschmaus am Bienenstock zurück. Oder man drehte den Stock in Blickrichtung, wenn der Sarg aus dem Haus getragen wurde.

Honigmond

In vielen Kulturkreisen gehörte Honig zu den Hochzeitszeremonien. Zum Beispiel musste in Indien in dem Raum, wo das Trauungsritual stattfand, eine Schale Honig stehen.

»Honeymoon«, »Honigmond«, bedeutet heute nichts anderes als »Hochzeitsreise«. Früher hatte er nichts mit Reisen zu tun, sondern er bezeichnete den Zeitraum eines Mondzyklus bzw. einer Menstruationsperiode meistens im Mai, dem Monat der Liebe. In diesem Zeitraum sollte möglichst gleich ein Kind gezeugt werden. (Auf den Begriff kommen wir nochmal im Kapitel über den Schamanismus zu sprechen.)

Ein Gemisch aus Honig und Menstruationsblut galt in manchen Gegenden als das universelle Lebenselixier. Aphrodite und ihre heiligen Bienen sollten diesen Unsterblichkeit verleihenden »Nektar« zubereiten. In der nordischen Mythologie wurde Honig mit dem »weisen Blut« des großen Kessels im Bauch von Mutter Erde gemischt. Dies war der Nektar, der den Göttern ewiges Leben, magische Fähigkeiten, Inspiration und Weisheit schenkte. In der finnischen Mythologie wurde der Held Lemminkaien in Stücke gerissen und ins Totenreich geschickt. Seine eigene Mutter gab ihm mit einem

Zauberhonig das Leben zurück. Ihr Krafttier, die Biene Mehilainen, half ihr dabei.

Bis heute stellen in Assam/Indien die Menschen Altäre unter bestimmte Bäume, an denen sich wandernde Riesenhonigbienen bevorzugt niederlassen. Sie beten dort und sagen, diese Bäume würden von Göttern ausgesucht und besucht, deswegen seien ihre Gebete hier besonders kraftvoll. Außerdem hat ihr Gebet mit dem begehrten Honig dieser größten Bienen der Welt zu tun. Man bittet um ihn und seine hoffentlich »friedliche« Ernte – die Stiche der Brummer tun höllisch weh. Und man sagt Dank für ihn.

Christliche Bienen

Auch die ersten Christen sahen in Bienen Symbole für die Wiederauferstehung. Als sie sich in den Katakomben vor den Römern versteckten, ritzten sie Bilder von Bienen in die Mauern. Das sollte bedeuten: Wir werden nach dem Tod wiederkommen.

Papst Urban VIII. wählte die Biene als sein Emblem, genau wie Napoleon.

Die Biene wurde als das einzige Lebewesen der Schöpfung angesehen, das unverwandelt aus dem Paradies übrig geblieben ist. Immer wieder wurde betont, dass sie keinem Lebewesen schadet, abgesehen von den Stichen, die sie aber nur zur Verteidigung ihrer selbst und ihrer Gemeinschaft einsetzt.

In den mittelalterlichen walisischen Gesetzen heißt es: »Der Ursprung der Bienen liegt im Paradies, und aufgrund der Sünde des Menschen kamen sie von dort, und Gott gab ihnen seinen Segen, und darum kann die Messe nicht ohne Wachs gesprochen werden.«

Ein Bienensegen ist ein Text oder ein Gebet mit meist christlichem Hintergrund, der die Bienen bittet, zu kommen und zu bleiben. Einer der ältesten deutschen Texte überhaupt ist der »Lorscher Bienensegen« aus dem 10. Jahrhundert. Die meisten Bienensegen stammen aber aus dem 19. Jahrhundert und aus dem protestantischen Norddeutschland. Einer zum Beispiel geht so:

> Bien und Wies
> setzt euch an Baum und Ries
> setzt euch an Lov und Gras
> und traget ein Honig und Wachs.

In einem anderen wünscht man sich:

> … den Honig für Menschenspeis
> das Wachs zu Gottes Ehr und Preis.

Es gibt eine Legende von einer Hostie, um welche Bienen eine Kapelle aus Wachs gebaut haben.

Die Nonnen des Klosters Beyenburg stellten Bienenkörbe vor das bestürmte Kloster. Als die Angreifer sie umstießen, wendete sich das Blatt, und diese selbst wurden von den aggressiven Bienen in die Flucht geschlagen. Zu den kirchlichen Feiertagen wie Heilige Drei Könige, Lichtmess, Ostern, Palmsonntag, Fronleichnam usw. wurden die Stöcke mit Weihwasser besprengt, mit Weihrauch beräuchert, mit Blumen geschmückt, all dies ebenfalls als Bienensegen gemeint. Wegen ihrer vermeintlich ungeschlechtlichen Erzeugung ist die Biene das Sinnbild für Keuschheit und die jungfräuliche Geburt Christi. Ambrosius, der Schutzheilige der Imker, verglich die Kirche mit einem Bienenkorb.

Die amerikanische Biologin, Imkerin und Autorin Sue Hubbell beschreibt sich in ihrem Buch *Ein Jahr in den Ozark Mountains* keineswegs als christlich oder allgemein spirituell orientiert. Trotzdem hatte sie folgende Erlebnisse: Einmal schildert sie, dass sie ganz still und unbeweglich inmitten schwärmender Bienen stand. Dort »… empfing (ich) allerlei vielsagende Botschaften, so deutlich, wie man es sich jenseits menschlichen Denkens und menschlicher Sprache nur vorstellen kann. Ich fühlte mich fast als Teil des Schwarms.«

Und sie zitiert Robert Crawford, einen jungen Wissenschaftler aus Florida, der Folgendes formulierte: »Es ist, als hätten sie Zugang zu einer anderen Dimension. Und wir sitzen hier in unserer vergleichsweise grauen Welt und glauben, alles zu wissen und alles zu sehen.« Er sprach von Vögeln, aber Sue Hubbell meint: »Genauso gut hätten es… meine Bienen sein können.«

Ein Buch aus Sisis Lebzeiten

Eine besondere literarische Kostbarkeit bestelle ich mir in der Münchner Stadtbibliothek. Sie hat einen solchen Wert, dass ich mich nur im Lesesaal mit ihr beschäftigen darf. Der Titel lautet: *Die Symbolik der Bienen und ihrer Produkte in Sage, Dichtung, Kultus, Kunst und Bräuchen der Völker für wissenschaftlich gebildete Imker sowie alle Freunde des klassischen Altertums und einer ästhetischen Naturbetrachtung,* von Johann Philipp Glock. Auf der Seite hinter dem Inhaltsverzeichnis und dem Titelblatt steht: »Von dem unter dem allerhöchsten Protektorate Ihrer Majestät der Kaiserin und Königin Elisabeth von Österreich stehenden Wiener Bienenzüchter-Verein mit dem I. Preise gekrönt.«

Ein Buch aus Sisis (1837–1898) Lebzeiten also, original, nicht nachgedruckt! In der Tat ist es ein Schatzkästchen. Die Arbeit damit macht besonders viel Freude.

Interessanterweise leitet der Autor seinen Text mit dem Thema Wappen- und Symboltiere ein. Und er fragt sich, ob es die kleine Biene mit Tieren wie Löwen und Adlern aufnehmen könne: »Der Unverstand thörichter Menschen wirft unsere Honigbiene, diesen ältesten und wohlverdienten Adel der ganzen Insektenwelt, immer noch gerne zusammen mit dem Geschmeiß der lästigen Fliegen oder gar mit dem schnöden Räubervolk der Hornissen und Wespen… Wer die lieben Bienen nicht kennt, nicht mit ihnen umgeht und durch den vertrauten Umgang sie lieb gewonnen hat, der kann sie auch nicht bewundern; dem ist es unverständlich, wie sich an das wunderbare Leben dieser Insekten eine geradezu klassische Symbolik bei fast sämtlichen Kulturvölkern anschließen konnte.«

Er zitiert einen zauberhaften Text vom angesehenen griechischen Dichter Theokrit (geboren um 270 v. Chr.):

Einst ward Eros, der Dieb, von den zornigen
    Bienen gestochen,
Als er Honig aus dem Korb entwendete. Vorn an
    den Händen
Hatten sie all' ihm die Finger durchbohrt; er blies
    sich die Hände
Schmerzvoll, sprang auf den Boden und stampfte.
    Jetzo der Kypris
Zeigt' er das schwellende Weh und jammerte, dass
    so ein kleines
Tierchen die Biene nur sei und wie mächtige
    Wunden sie mache.

Lächelnd die Mutter darauf: »Bist du nicht
   ähnlich dem Bienlein?
Schau, wie klein du bist und wie mächtige
   Wunden du machest.«

Die Biene, so schreibt Glock, habe als einziges Insekt den
Kreislauf der »Civilisation« mit vollzogen, genau wie die Säugetiere Pferd, Rind, Ziege, Schaf und Hund.

Nach Amerika wurden unsere Honigbienen durch die Einwanderer eingeführt. Die Ureinwohner sahen es so, dass im
selben Verhältnis, wie die Bienen vorrückten, die Büffel der
Indianer zurückweichen mussten.

Im Jahr 1890 beschäftigte die Bienenzucht in den Vereinigten Staaten rund 300 000 Personen. Die jährliche Honigproduktion belief sich auf 100 Millionen Pfund, die jährliche
Wachsproduktion auf 500 000 Pfund (1 Pfund ist im eng-
lischsprachigen Raum etwas weniger als 500 Gramm).

Im ersten Teil seines Buches liefert Glock eine Menge weiterer faszinierender Informationen, zum Beispiel die, dass
Insekten verhältnismäßig die stärksten Tiere seien. Bienen
könnten dreißigmal mehr Gewicht bewegen, als sie selbst
wiegen. Sie entwickelten »im Verhältnis dieselbe Kraft wie
eine mittlere Lokomotive«.

Oder dass die Bienen damit, dass sie ihre Zellen ganz fest
und luftdicht verschließen, das Prinzip der Konservendosen
erfunden hätten. Wabenhonig sei der optimale Honig, dem
Schleuderhonig unbedingt vorzuziehen.

Erst im zweiten Teil geht es dann tatsächlich um Symbolik und Mythologie der Bienen. Es beginnt in Indien, wo die
Götter Vishnu, Indra und Krishna »Nektargeborene« genannt
werden. Krishna wird häufig mit einer blauen Biene auf dem
Kopf dargestellt. Blau ist die Farbe des Äthers, dem der Gott

entstammt. Häufig wird in Indien Bienenzucht als religiöser Kult angesehen. Krishna ist in den Bienen gegenwärtig.

Sie sind auch das Attribut der Liebesgöttin Kama. Genau wie Amor und Eros hat Kama einen Bogen. Die Sehne besteht aus einer Kette von Bienen, und wenn er schießt, tut's weh. »Wo der Liebesgott selber die Bienen als lebendigen Teil der Waffenrüstung mit sich führt, dürfen wir uns nicht wundern, dass Leben und Weben der Bienen in der Lyrik des indischen Liebesliedes in allen möglichen Variationen behandelt wird.«

Im Zyklus Ritusanhara, das bedeutet »Die Versammlung der Jahreszeiten«, heißt es beispielsweise:

> Kühle Abendzeit vom Mondstrahl erhellt,
> Linder Wind und Kolikas Klaggesang,
> Trunkner Bienenschwärme Summen
> Und zur Nacht des Honigs süßer Trank –
> Wo dem Liebesgotte die zur Seite gehen,
> Ach! Da kann kein Herze widerstehen!

Vorsichtshalber warnt der Autor: »An die tropisch-heiße Glut dieser erotischen Naturmalerei darf allerdings der nüchterne Maßstab unserer nordischen Sittlichkeitsbegriffe nicht gelegt werden.« Köstlich!

Das Land, wo Milch und Honig fließen

Zu Sisis Zeiten hieß es nicht »Ägypten«, sondern »Egypten«. Mit seinen weitschattigen Sykomoren, melancholischen dunklen Olivenhainen, den hell leuchtenden Akazienbüschen und von Jasmin- und Rosenduft durchwürzten Hecken erscheint dieses Land wie ein großer, üppiger, paradiesischer Garten, schreibt Glock. Und darin hat die Biene ihren Platz. Dass »… unsere kleine Honigbiene … ein wichtiges symbolisches Tier war, gereicht dem entwickelten Natursinn der Egypter zu hoher Ehre …« Sie bedeutete staatliche Ordnung, Herrschermacht und Würde. Sie soll aus den Tränen des Sonnengottes Ra/Re entstanden sein.

Offenbar wurde am Nil die »Kunst, aus faulenden Rinderkörpern Bienen zu erzeugen« praktiziert, so, wie es der griechische Imker-Heros Aristäus machte. Vielleicht handelt es sich dabei aber auch nur um eine Fabel. Es existiert über die Praktik der Bienenmacherei, die man auch »Bugonie« nannte, sehr viel Literatur, sogar von Ovid und dann vom Kirchenvater Augustinus.

In der ägyptischen Mythologie gibt es die Erzählung, dass die Mutter Isis die Herrin der Oase »Kuhland« war. Um den Nachstellungen eines Dämons zu entgehen, nahm sie die Gestalt einer Kuh an. Ihr kleiner Sohn Horus wurde zu einer Biene. Der heilige Stier hieß bei den Ägyptern »Apis«. Das ist das lateinische Wort für »Biene«.

»Das Hebräerland, Kanaan, wird in der alttestamentarischen Literatur mit einer Art sprichwörtlicher Vorliebe als das Land, wo Milch und Honig fließen, bezeichnet.« Vor allem während des langen Zuges von Ägypten durch die Wüste habe Moses seine erschöpften und ausgehungerten Leute mit Milch und Honig gelockt. Offenbar gab es damals und gibt es heute bzw. zu Sisis Zeiten in Palästina besonders viele wildlebende Honigbienen, die in den dortigen Kreidefelsen ein passendes Zuhause fanden und finden. Bei 5. Mose 32, 13, Psalm 81, 17 heißt es: Israel saugte Honig aus den Felsen und mit Honig aus dem Gestein sättigt Gott das gehorsame Volk. In der Bibel gibt es Hinweise, dass Honig nicht nur verzehrt wurde, sondern dass man damit Met herstellte. Auch dass man Honig in Krüge abfüllte und dann als kostbare Geschenke weitergab und dass er zur Heilung eingesetzt wurde.

Weil in der Bibel angeordnet wird: »Du sollst dir kein Bildnis machen«, existierte im »strengen Monotheismus der mosaischen Religion« keinerlei Bienensymbolik. Aber in der Rhetorik, beim Ziehen von Vergleichen, spielten Bienen und Honig eine Rolle. Die Rechte des Herrn sind süßer denn Honig, sagt Psalm 19, 11; 119, 103. Im Koran widmet sich ein ganzes Kapitel der Biene, die Sure 16.

Griechenland, so schreibt Glock, »…ist das Mutterland der ältesten Bienenpflege und -zucht. Den nach Sizilien und Italien weiterwandernden Griechen war die Biene eine treue Begleiterin der Kolonisation. Daher haben die Römer, die später so fleißige Bienenzüchter geworden sind und aus deren Mitte der klassische Sänger der Biene und ihrer Zucht (Virgilius) entstand, den größten Teil ihrer Bienenweisheit aus dem Vorgang der Griechen geschöpft.«

Er beschreibt, was schon ausgeführt wurde: Dass Zeus mit Honig großgezogen worden sein soll, dass die Oberpriesterin des Artemistempels in Athen »Melisse« oder »Melissa« genannt wurde usw.

»Es dürfte wenige griechische und römische Gottheiten gegeben haben, welchen der Honig als Opfergabe nicht dargebracht worden ist.«

Auch das Wachs spielte in der antiken Welt eine wesentliche Rolle. Wachskünstler stellten dekorative Kunstwerke wie Früchte, Kränze und Puppen her, Opfertiere, Ahnenbilder, Wachsmasken von Verstorbenen und Götterbilder.

In der griechischen und lateinischen Fachliteratur und in der Dichtung sind die Biene und ihre Produkte ausgesprochen wichtig. »Doch nicht nur Dichter, auch Philosophen, Politiker und Pädagogen fühlen sich von dem wunderbaren Wesen und Treiben der Bienen angezogen. Ihnen allen ist die Biene Symbol. Den einen ein Symbol der paradiesischen Urzeit, des Volkes der Seligen, den anderen ein Symbol der staatlichen und geselligen Ordnung, anderen ein Symbol des Fleißes und der Sparsamkeit, wieder anderen ein Symbol der Wehrhaftigkeit und des kriegerischen Mutes, oder der Reinlichkeit und Jungfräulichkeit, oder in augurisch-prophetischer Deutung, ein Symbol der Dichtkunst und Redekunst, mit Vorliebe endlich vielen ein Symbol der Liebe.«

»Biene, du Weltvögelein«

Bei den Griechen und Römern galt das Land der Germanen nicht als schön, obwohl es das mit Sicherheit war, jedenfalls aus unserer heutigen Sicht. Es gab viel Wald, der als Heiligtum galt. Besonders heilige Bäume waren Eichen und Eschen, die Linde galt als Honigbaum. »Wie das deutsche Volk verdankt auch das Volk der deutschen Bienen dem Wald alles: Heimat, Nahrung, Schutz gegen Sturm und Kälte.«

In abgesägten Baum- und Astklötzen wurden Waldbienen auf die Bauernhöfe gebracht und dort gepflegt. Der Seefahrer Pytheas fand auf seiner von den Britischen Inseln aus gestarteten Entdeckungsreise im Bereich der deutschen Nordseeküste Menschen vor, die Honig auf ihr Brot strichen und Met brauten.

Der germanische Göttervater Wodan trank Met, darüber gibt es viele Geschichten. Weil er unter anderem auch der Gott der Dichtkunst war und Dichtung ja Begeisterung hervorrufen sollte, heißt es in der Edda: »Die Runen müssen mit hehrem Met geheiligt sein.« Manchmal wird Met mit Dicht-kunst gleichgesetzt.

Ein Symbol für Honig, der die Kräfte des Himmels ent-hält, der Leben und Gesundheit fördert, ist jener Honigtau, der von der Weltenesche Yggdrasil fällt, dem germanischen Lebensbaum, der *axis mundi*, der Weltenachse. Die Nornen, die Schicksalsgöttinnen, besprengen die Esche jeden Tag mit heiligem Wasser aus dem Brunnen Urd. So soll sie gesund bleiben. Die Tropfen, die herunterfallen, sind der Honigtau.

Polen, Südrussland, Ungarn waren als Honigländer be-rühmt. Es gab dort einen eigenen Bienengott, Babilos, bei den Russen Zosim. Die Bienengöttin hieß »Austeja«. Bei den Russen hatte die Biene die Rolle einer guten Fee inne.

Die Finnen verehrten die Biene und baten sie um Hilfe, zum Beispiel so:»Biene, du Weltvögelein, flieg in die Weite, über neue Seen, über den Mond, über die Sonne, über des Himmels Sterne, bis zur Achse des Wagengestirnes; flieg in den Keller des Schöpfers, in des Allmächtigen Vorratskam-mer, bring Arznei mit deinen Flügeln, Honig in deinem Schenkel für böse Eisenwunden und Feuerwunden.«

Der Geist des Bienenstocks

Ähnlich faszinierend wie dieses »Buch aus Sisis Lebzeiten« ist *Das Leben der Bienen* des belgischen Schriftstellers Mau-rice Maeterlinck. Geboren wurde Maeterlinck 1862 in Gent, er starb 1949 in Nizza. 1911 erhielt er den Nobelpreis für Literatur.

Maeterlinck schrieb mehrere Naturbetrachtungen, un-ter anderem über Ameisen, aber er schuf auch Gedichte, Dramen und philosophische Werke. Er betonte, wie wichtig es ist, sich nach innen zu wenden und den »von einer höchsten Intelligenz geschaffenen Kosmos« zu bejahen.

Das Leben der Bienen erschien erstmals 1901. Es ist eine tiefe, poetische Hymne auf die Bienen, mit der sich damals viele Leser beschäftigten. Heute ist im Buchhandel nur noch schwierig daranzukommen, aber in großen Bibliotheken wie der Münchner Stadtbibliothek gibt es davon mehrere Exemplare.

Maeterlinck schreibt über den »Geist des Bienenstocks«, der alle Abläufe bestimmt. In der Natur herrsche ein Wille, der danach strebt, einen Teil der Materie auf eine höhere und vielleicht bessere Stufe zu heben.

Jede Biene trage unter ihrem doppelten Flügelpaar, das sie kennzeichnet, den Lebensplan, die Werkzeuge und den Gedanken zu einem ganz besonderen und oft wunderbaren Schicksal. »Ein Buch würde kaum genügen, um die mannigfachen Gewohnheiten und Talente der honigsuchenden Schar aufzuzählen, die sich in jedem Sinne auf begierigen und unbeweglichen Blüten tummelt, wie zwischen gefesselten Brautpaaren, die der Liebesbotschaft harren, welche zerstreute Gäste ihnen bringen.«

Kein lebendes Wesen, selbst der Mensch nicht, habe in seiner Sphäre das erreicht, was die Biene in der ihren verwirklicht hat. Und wenn ein Geist aus einer anderen Welt herabstiege und die vollkommenste Schöpfung der Logik des Lebens zu sehen begehrte, so müsste man ihm die schlichte Honigwabe zeigen.

Maeterlincks Text stellt eine inspirierende Lektüre dar, ein wirkliches Lesevergnügen. Schade, dass sein Stern so schnell verglüht ist.

Bienen im Märchen und im Schamanismus

Märchen haben häufig einen schamanischen Hintergrund, auch solche aus unserem Kulturkreis. Ein bekanntes Märchen aus der Sammlung der Brüder Grimm ist Frau Holle. Seine schamanischen Bezüge werden schon durch den Titel klar, denn Frau Holle, das ist Hulda, Hel(ene), die nordische Göttin der Unterwelt, die göttliche weise alte Frau, deren heiliger Baum der Hol(!)underbaum ist. Die Kirche ächtete Hel, der Volksglaube aber sah sie eher als gütig und menschenfreundlich an.

In dem Märchen fällt Marie, ein vom Schicksal benachteiligtes Mädchen, in einen Brunnen und findet sich in einer anderen Welt wieder, in Frau Holles Reich. Dort ist alles beseelt, in manchen Bereichen dieser Welt gelten nicht die gleichen Regeln wie im normalen Leben. So kann ein Backofen sprechen. Er bittet Marie, ihn von den Broten zu befreien, die in ihm backen und nicht verbrennen sollen, was Marie auch tut.

Sie geht Frau Holle im Haushalt zur Hand, sie erfüllt all ihre Pflichten mit Sorgfalt und Einfühlungsvermögen. Als sie Heimweh bekommt und nach Hause zurück möchte, wird sie von Frau Holle zur Belohnung mit Gold überschüttet. Sie hat ihre Einweihungsprüfung bestanden. Zurück in der Alltagswelt, kann sie dort ihr Wissen um die andere Dimension nutzen.

Ihre neidische Schwester will es ihr nachmachen. Sie legt sich aber auf die faule Haut, besteht ihre Prüfung nicht und wird am Ende mit Pech übergossen.

Die Moral von der Geschicht: Es ist wichtig, sich in die

Gegebenheiten der Anderswelt zu fügen, anderen Wesen liebevoll zu begegnen und die eigenen Fähigkeiten hilfreich zur Verfügung zu stellen.

»Die Bienenkönigin«, ebenfalls aus der Sammlung der Brüder Grimm, aber weniger bekannt als Frau Holle, folgt einem ähnlichen Muster. Dummling, genau wie die spätere Goldmarie nicht gerade auf Rosen gebettet, von seinen Brüdern verachtet, ist sensibel und aufgeschlossen. Er liebt die Tiere und verhält sich ihnen gegenüber hilfreich und respektvoll. Anders als die Brüder, die nur auf ihren Vorteil bedacht sind, hat er eine »reine Absicht«.

In einer kalten, versteinerten Welt, in der jeder auf sich gestellt ist, müssen die drei Brüder Aufgaben lösen, die ohne Hilfe nicht zu schaffen sind. Die beiden Egomanen scheitern tatsächlich, aber Dummling erhält Unterstützung von den Tieren, die er gerettet hat. Er besteht seinen Test und wird reich belohnt. Durch seine Liebe erhält auch die steinerne Welt ihre Lebendigkeit zurück.

Anders als bei Frau Holle wird nicht gestraft, sondern die Brüder bekommen etwas ab. Vielleicht soll hier die Hoffnung zum Ausdruck gebracht werden, dass Menschen durch Beobachtung lernen und einem guten Beispiel nacheifern können.

Interessant ist, dass von den drei im Märchen vorkommenden Süßigkeiten Zucker, Sirup und Honig Letzterer als königlich angesehen wird. Die Prinzessin, die sich für den Honig entschieden hat, ist etwas Besonderes. Sie erhält von den drei Brüdern den Eingeweihten zum Mann. – Hier nun das Märchen:

Die Bienenkönigin

»Zwei Königssöhne gingen einmal auf Abenteuer und gerieten in ein wildes, wüstes Leben, sodass sie gar nicht wieder nach Hause kamen. Der jüngste, welcher der Dummling hieß, machte sich auf und suchte seine Brüder. Aber wie er sie endlich fand, verspotteten sie ihn, dass er mit seiner Einfalt sich durch die Welt schlagen wolle, und sie zwei könnten nicht durchkommen, und wären doch viel klüger. Sie zogen alle drei miteinander fort und kamen an einen Ameisenhaufen. Die zwei ältesten wollten ihn aufwühlen und sehen, wie die kleinen Ameisen in der Angst herumkröchen und ihre Eier forttrügen, aber der Dummling sagte: ›Lasst die Tiere in Frieden, ich leid's nicht, dass ihr sie stört.‹ Da gingen sie weiter und kamen an einen See, auf dem schwammen viele, viele Enten. Die zwei Brüder wollten ein paar fangen und braten, aber der Dummling ließ es nicht zu und sprach: ›Lasst die Tiere in Frieden, ich leid's nicht, dass ihr sie tötet.‹ Endlich kamen sie an ein Bienennest, darin war so viel Honig, dass er am Stamm herunterlief. Die zwei wollten Feuer unter den Baum legen und die Bienen ersticken, damit sie den Honig wegnehmen könnten. Der Dummling hielt sie aber wieder ab und sprach: ›Lasst die Tiere in Frieden, ich leid's nicht, dass ihr sie verbrennt.‹ Endlich kamen die drei Brüder in ein Schloss, wo in den Ställen lauter steinerne Pferde standen, auch war kein Mensch zu sehen, und sie gingen durch alle Säle, bis sie vor eine Tür ganz am Ende kamen, davor hingen drei Schlösser. Es war aber mitten in der Tür ein Lädlein, dadurch konnte man in die Stube sehen. Da sahen sie ein graues Männlein, das an einem Tisch saß. Sie riefen es an, einmal, zweimal, aber es hörte nicht. Endlich riefen sie zum dritten Mal, da stand es auf, öffnete die Schlösser und kam heraus. Es sprach aber kein Wort, sondern führte sie zu einem reich besetzten Tisch; und als sie gegessen und getrunken hatten, brachte es einen jeglichen in sein eigenes Schlafgemach. Am andren Morgen kam das graue Männchen zu dem ältesten, winkte und leitete ihn zu einer steinernen Tafel, darauf standen drei Aufgaben geschrieben, wodurch das Schloss erlöst werden könnte. Die erste war, in dem Wald unter dem Moos lagen die Perlen der Königstochter, tausend an der Zahl, die mussten aufgesucht werden, und wenn vor Sonnenuntergang noch eine einzige fehlte, so ward der, der gesucht hatte, zu Stein. Der älteste ging hin und suchte den ganzen Tag, als aber der Tag zu Ende war, hatte er erst hundert gefunden; es geschah, wie auf der Tafel stand, er ward in Stein verwandelt. Am folgenden Tag unternahm der zweite Bruder das Abenteuer; es ging ihm aber nicht viel besser als dem ältesten, er fand nicht mehr als zweihundert Perlen und ward zu Stein. Endlich kam auch an den Dummling die Reihe, der suchte im Moos, es war aber so schwer, die Perlen zu finden, und es ging so langsam. Da setzte er sich auf einen Stein und weinte. Und wie er so saß, kam der Ameisenkönig, dem er einmal das Leben erhalten hatte, mit fünftausend Ameisen, und es währte nicht lange, so hatten die kleinen Tiere die Perlen miteinander gefunden und auf einen Haufen getragen. Die zweite Aufgabe aber war, den Schlüssel zu der Schlafkammer der Königstochter aus der See zu holen. Wie der Dummling zur See kam, schwammen die Enten, die er einmal gerettet hatte, heran, tauchten unter und holten den Schlüssel aus der Tiefe. Die dritte Aufgabe aber war die schwerste, aus den drei schlafenden Töchtern des Königs sollte die jüngste und die liebste herausgesucht werden. Sie glichen sich aber vollkommen und waren durch nichts verschieden, als dass sie, bevor sie eingeschlafen waren, verschiedene Süßigkeiten gegessen hatten, die älteste ein Stück Zucker, die zweite ein wenig Sirup, die jüngste einen Löffel voll Honig. Da kam die Bienenkönigin von den Bienen, die der Dummling vor dem Feuer geschützt hatte, und versuchte den Mund von allen dreien, zuletzt blieb sie auf dem Mund sitzen, der Honig gegessen hatte, und so erkannte der Königssohn die rechte. Da war der Zauber vorbei, alles war aus dem Schlaf erlöst, und wer von Stein war, erhielt seine menschliche Gestalt wieder. Und der Dummling vermählte sich mit der jüngsten und liebsten und ward König nach ihres Vaters Tod. Seine zwei Brüder aber erhielten die beiden anderen Schwestern.«[13]

Der Pfad der Pollen

Im ersten Moment erstaunt vielleicht die Vorstellung, dass es einen uralten, traditionellen, schamanischen »Weg der Bienen« gibt. Dass dies vielleicht der älteste und geheimnisvollste Zweig des Schamanismus ist, überall auf der Welt im Verborgenen praktiziert. Und dass, nebenbei gesagt, auf ihn die chinesische Akupunktur zurückgeht, denn die frühen Schamanen setzten Bienen zum Stechen auf die Körpermeridiane.

Auf den zweiten Blick aber kommt es einem gar nicht mehr verwunderlich vor. Denn wer sich auch nur ein bisschen mit der Außergewöhnlichkeit der Bienen, ihrer Fähigkeiten und Leistungen beschäftigt hat, dem leuchtet ein, dass naturnah lebende, mit Intuition und Intelligenz begabte Menschen dieses Wunder als »Zugang« nutzten. Als Weg, die Mysterien der Natur und ihrer Logik, von Leben und Tod, von Heilung an Körper, Seele und Geist … zu erforschen.

Dass über die Bienen und ihre Produkte viel Symbolismus, unzählige Mythen, Sagen und Geschichten aus allen Kulturräumen existierten und existieren, darum ging es in den vorigen Abschnitten. Es ist darüber viel zu finden. Über den Bienen-Schamanismus allerdings gab es bisher kaum Informationen, wie gesagt, er wurde im Geheimen praktiziert. Aber im Jahr 2004 veröffentlichte der junge britische Imker Simon Buxton das englische Original seines Buches *Der Weg des Bienenschamanen*[14]. Buxtons Text ist als Autobiographie verfasst, die einen sofort in den Bann zieht. Sie beginnt mit der Beschreibung einer schweren Hirnhautentzündung, die ihn als Neunjährigen fast das Leben gekostet hätte. Zu dieser Zeit lebte er mit seinen Eltern in Österreich. Mit einem emeritierten Professor für Ethnologie, der angeboten hatte, ihm Deutsch beizubringen, hatte sich der kleine Junge angefreundet. Jetzt riefen ihn die Eltern, damit er sich von ihrem Sohn verabschiedete. Was sie nicht wussten: Der »Herr Professor« hatte seine Tätigkeit alles andere als vom grünen Tisch aus praktiziert. Er war ein eingeweihter Schamane.

Buxton schreibt: »In jeder schamanischen Kultur, die er besucht hatte, glaubten die Weisen, dass eine Person von den Geistern gerufen wird, Schamane zu werden.« Das geschehe in Form einer mysteriösen Krankheit, die plötzlich über ihn hereinbreche und ihn zum Abgrund des Todes führe. Er werde nur durch den Eingriff eines anderen Schamanen gerettet. »Der Herr Professor hatte in mir die Anzeichen dieses Rufs wahrgenommen.«

Und so heilte er den kleinen Simon mithilfe von Tönen, Sprache, Gesang und von etwas, was das Kind als Holzstück identifizierte. Im Delirium sahen die Augen des Alten aus wie riesige Facettenaugen.

Nach seiner Genesung verbrachten die beiden noch mehr

Zeit miteinander als vorher. Der alte Herr lehrte seinen aufmerksamen Schüler während langer Wanderungen die Grundzüge des Schamanismus. Im Zentrum standen für ihn die Bienen. Simon lernte von ihm auch den praktischen Umgang mit diesen Insekten, also die Bienenzucht.

»Ich wäre am liebsten für immer in der Kathedrale des Waldes geblieben, hätte seine heiligen Lehren und die Weisheit ihres Hohen Priesters aufgenommen, von meinem Freund, dem Professor. Aber es sollte nicht sein.«

Als er elf Jahre alt war, zog die Familie Buxton aus dem Wienerwald in einen anderen Teil Europas. Zum Abschied schenkte der Schamane dem Jungen die Phurba, mit deren Hilfe er ihn geheilt hatte. Das ist ein geschnitzter Stock, der im tibetischen Schamanismus verwendet wird, um negative, krankmachende Energien aus dem Körper herauszuziehen und sie zu neutralisieren.

Hier wohnt das Glück

In einem Überblick über sein Thema schreibt Simon Buxton: »Der Bienen-Schamanismus selbst, obwohl geheim und versteckt, kann in vielen verschiedenen Teilen der Welt angetroffen werden – Nord- und Südamerika, Australien, Afrika und anderswo.« Der Pfad der Pollen sei Teil des vielfältigen Teppichs des europäischen Schamanismus, »… aber aus historischen Gründen, die auch Missionierung und Verfolgung einschließen, wurde kaum darüber geschrieben.«

Vielleicht sei es seltsam, dass eine alte, gleichwohl vollständige schamanische Tradition bis in das 21. Jahrhundert hinein überlebt hat, ohne dass Kirche, Staat oder Anthropologie sie bemerkten. »Aber es gab niemals das Bedürfnis oder die Neigung meiner Vorgänger, Kollegen oder Gefährten, die Feder aufs Papier zu setzen, was ihre Arbeit und ihre Welt betraf.« Er nun wolle es tun, und zwar mit Schwerpunkt auf der keltischen Tradition der Britischen Inseln und Europas.

Als erwachsener junger Mann Anfang zwanzig lebte Buxton wieder in der Heimat seiner Eltern, in Großbritannien. Dort traf er »Bridge« (»Brücke«), einen Bienen-Schamanen, der etwa genauso alt war wie der Professor aus dem Wienerwald in seinen Kindertagen. Eines Tages wanderte er in einer Landschaft im Süden von England und gelangte auf ein kleines Anwesen. In die Türklinke war eingraviert »Hic habitat felicitas«, »Hier wohnt das Glück«. Dieser Spruch sollte sich für ihn als gutes Omen erweisen, denn tatsächlich akzeptierte Bridge ihn als Lehrling – sowohl für die Imkerei als auch für den »schamanischen Weg der Biene«. Wobei dies nur andeutet, was er dort erfuhr. Es war ein umfassender Einstieg in alles Mögliche unendlich Spannende. Zum Beispiel sagte Bridge, dass Bienen Astronomen sind und Regen vorhersagen können. Dass Imker nie oder fast nie an Krebs erkranken. Dass bis heute einige ältere Akupunkteure in China ihre Nadeln vor dem Einstechen in Bienengift eintunken, was ihre Therapie noch effektiver macht. Dass der ursprüngliche keltische Name für Britannien »Honiginsel« lautete und dass eine Ernährungsweise wie die der frühen Briten, die viel Honig enthält, sich ausgezeichnet auf Gesundheit und Langlebigkeit auswirkt. Dass Reverend Langstroth um 1860 in einem Traum die Informationen erhielt, wie er den ersten Bienenstock mit herausnehmbaren Rahmen konstruieren sollte. Was er in die Tat umsetzte und womit er die moderne Imkerei begründete, die wesentlich sorgsamer mit den Tieren umgeht als die Bienenzucht bis zu diesem Zeitpunkt.

Buxton erfuhr, dass jemand wie Bridge, ein Bienenmeister,

mit den Bienen/»dem Bien« verschmilzt: »… ein Künstler, der mit einer lebenden Form arbeitet.«

Keine andere Tierspezies hat so viele Menschen auf so unterschiedliche Weise inspiriert wie die bescheidene Honigbiene. Sie ist eine soziale Alchemistin, lebt in der perfekten Gemeinschaft, war immer und überall das Symbol des Lebens im Sinne von Unsterblichkeit. In den keltischen Sprachen bedeutet das Wort für »Biene« (im Cornischen *beu*, im Irischen *beo* und im Walisischen *byw*) »lebend« oder »lebendig«.

Ein Fluss aus Met im Paradies

Bridge war Mitglied eines Bienen-»Kultus«. Nicht alle Imker seien das, »aber die meisten Imker fühlen sich in einer Art Bruderschaft miteinander verbunden. Wir sind alle als Fremde miteinander verkettet.« Die meisten wissen nichts von der Existenz eines solchen Bienen-Kultus, aber instinktiv haben sie teil an einer Quelle von Grazie und Kraft, die sie einfach ein Leben in Gesundheit und Balance führen lässt.

»Wir Kelten wissen, dass ein Fluss aus Met durchs Paradies fließt … Tatsächlich existiert die Mythologie des Mets in unserer heutigen Kultur, was die meisten nicht merken.« Der Begriff »Honeymoon« stammt aus der alten Tradition, Brautpaaren eine Monatsration Met zu geben, was genug war, um eine fruchtbare Vereinigung der beiden sicherzustellen. Die Bezahlung des Met-Brauers hing häufig davon ab, wie schnell das erste Kind sich ansagte und ausschlüpfte.

Detailliert geht es auch um den weiblichen Bienen-Schamanismus und die Rolle der Frauen in dieser Tradition, die absolut gleichberechtigt ist, dabei aber den genauen Gegensatz zur männlichen Rolle bedeutet: »Sonne und Erde wetteifern nicht miteinander, sie sind Gegensätze. Schau dir die Natur an: Wir sehen, dass das Gegenteil das größere Ganze schafft, nämlich Harmonie.«

Es nimmt kein Ende mit den packenden Informationen. Wer sich für Bienen, Schamanismus und Spiritualität interessiert, sollte sich unbedingt mit Simon Buxtons Buch beschäftigen.

Er beschreibt dann sehr ergreifend, wie er von Bridge initiiert wird. Wieder hat er dabei eine gesundheitliche Krise, die ihn an den Rand der Psychose bringt und fast das Leben kostet. Bienenstiche und eine lange Klausur in absoluter Dunkelheit, Stille und Enge spielen dabei eine Rolle – alles »nicht ohne«. Nichts für Schwächlinge, auf keinen Fall honigsüß. »Der Pfad der Pollen hat seine Gefahren, denn vor der Geburt sind die Wehen. Wenn Honig, dann auch Stich.« Keine Rose ohne Dornen.

Aber es gibt auch einen reichen Lohn. »Der Pfad der Pollen ist unser Yoga, unser Weg der Vereinigung und Gemeinschaft mit dem unglaublichen verborgenen Universum und diesem schönen blau-grünen Juwel, das unsere Erde ist.«

Simon Buxton schreibt das nicht ausdrücklich, aber es wird klar, dass nicht nur in materieller, sondern auch in spiritueller Hinsicht vieles, wenn nicht alles, zu Ende wäre, verschwänden die Bienen von der Bildfläche.

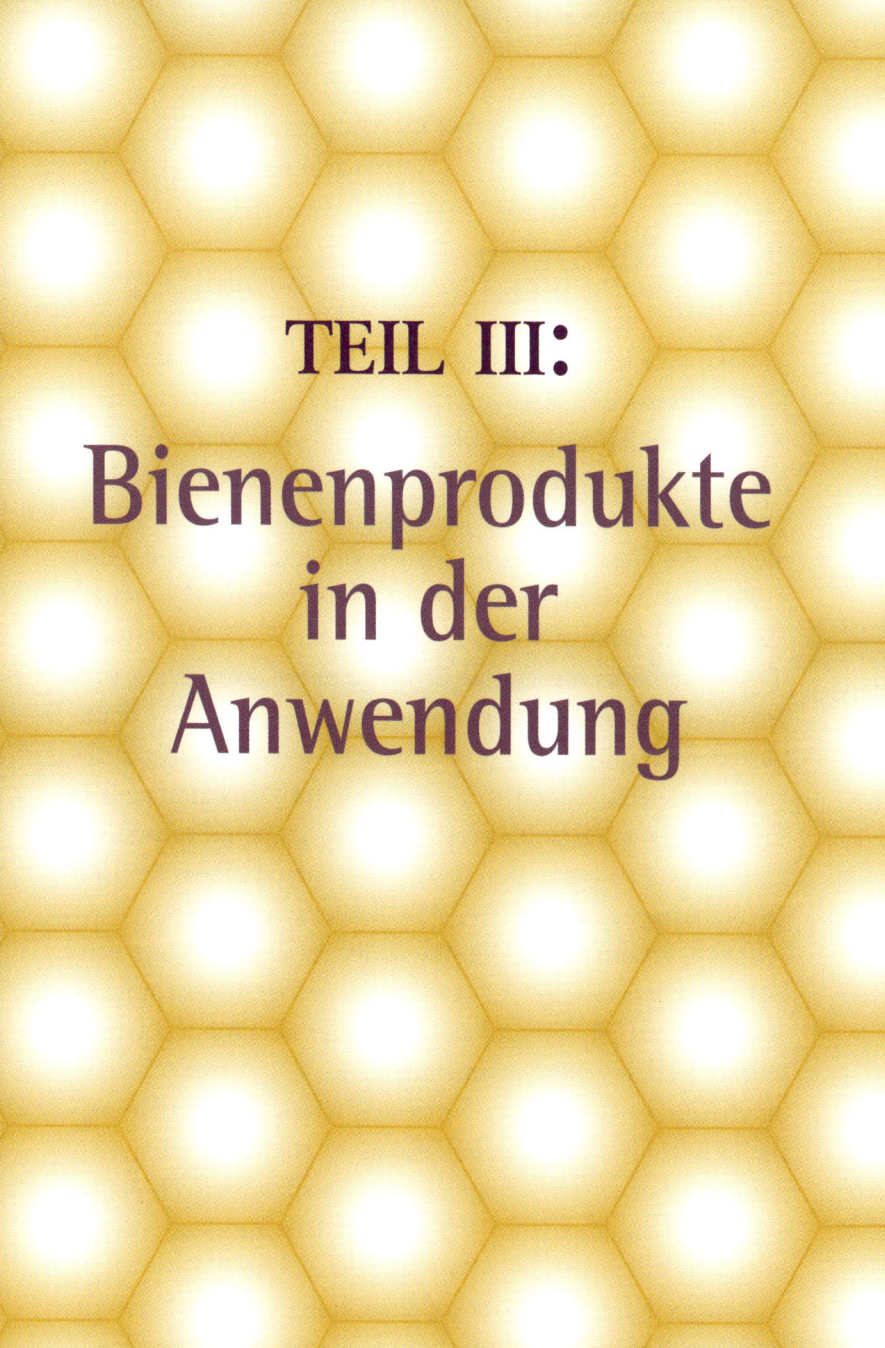

TEIL III:

Bienenprodukte in der Anwendung

»Apitherapie«: Eine der ältesten Heilmethoden erlebt eine Renaissance[15]

Bienenprodukte – das sind Honig, Pollen, Wachs, Propolis, Gelée royale und Bienengift. »Produkt« hat allerdings ein »Geschmäckle« nach Plastik und Fließband. Vom Wortsinn her bedeutet es »Erzeugnis«, auch das eigentlich kein ganz glücklicher Ausdruck für die alchemistischen Wunderdinge, welche die Bienen hervorbringen. »Wunderdinge« wäre schon mal ganz gut. »Früchte der Arbeit«, »Geschenke«.

Aber wie können wir großkotzigen Menschen Geschenke von denen akzeptieren, die Simon Buxton so treffend »bescheidene Honigbienen« nennt? Bevor wir spüren, wie dankbar wir sein müssten und dass wir den kleinen fleißigen Insekten so viel schulden, mit denen wir von Anbeginn auf das Engste verbunden sind, sprechen wir lieber von »Produkten«. Damit haben wir's schön neutral und sind gefühlsmäßig auf der sicheren Seite.

Diese Produkte also besitzen, jedenfalls wenn sie sauber und unvermischt sind, ganz enorme Wirkungen auf Gesundheit und Wohlbefinden. Dabei sind sie ohne Nebenwirkungen und deswegen schonender, zum Teil sogar wirksamer als chemische Keulen. »Medihoney« beispielsweise, gereinigter Honig, der seit einigen Jahren in Kliniken zur äußerlichen Versorgung von sogenannten Problemwunden eingesetzt wird, unter anderem bei krebskranken Kindern, stellt in manchen Fällen sogar Antibiotika in den Schatten.

Der Fachbegriff für die Behandlung von Krankheiten mit Bienenprodukten lautet »Apitherapie«(nach dem lateinischen Begriff *apis* für »Biene«). Besonders in Osteuropa hat sie eine lange Tradition. Von dort stammt auch eine Anzahl wissenschaftlicher Untersuchungen zu dem Thema, die allerdings, wie aus gut unterrichteten Kreisen verlautet, nicht alle ganz zuverlässig sind.

Die Bienenerzeugnisse besitzen eine variable Vielfalt der unterschiedlichsten natürlichen Inhaltsstoffe und agieren daher auf verschiedenen Ebenen. Es handelt sich um komplexe Substanzgemische. Die Einzelwirkstoffe und ihre genauen Effekte sind noch nicht alle vollständig aufgeklärt. Hier liegt einer der wichtigsten Gründe dafür, dass es immer wieder Schwierigkeiten mit der Zulassung als Arzneimittel gibt und dass durchaus nicht alle Ärzte von Bienenprodukten begeistert sind.

Noch aus einem weiteren Grund bestehen Vorbehalte: Bienenprodukte sind für Fälschungen anfällig. Pollen zum Beispiel haben eine unregelmäßige Konsistenz und Farbe, daher werden sie manchmal mit irgendetwas »gestreckt«, was vielleicht nicht unbedingt gesundheitsschädlich ist, aber doch wesentlich kostengünstiger als die raren Pollen selbst.

Ob Pollen irgendwo bei uns am Rand einer Autobahn gesammelt wurden oder weitab in den Pyrenäen – das hat selbstverständlich ebenfalls Auswirkungen auf ihre Qualität und gesundheitlichen Effekte.

Bei Propolis ist es so, dass sie häufig mit irgendeinem Schaber von den Holzrahmen im Bienenstock abgeschabt wird. Auch wenn der Bienenstock an sich sauber ist, sogar steril: An den Rahmen kann alles Mögliche kleben. Es kann also sein, dass Propolis stark verschmutzt ist. Am Schluss dieses Kapitels gibt es zu diesen Punkten noch einige weitere Informationen von einem Apotheker, der selbst Imker ist und seine eigenen Bienenprodukte herstellt.

Honig

Was nun enthält Honig? Dieser von den Bienen aufgenommene, verdickte und immer wieder ausgewürgte Nektar bzw. Blütensaft? Respektive der von ihnen bearbeitete Honigtau, aus dem sie das machen, was wir »Waldhonig« nennen? Honigtau, das sind zuckerhaltige Ausscheidungen von Insekten, vor allem von Läusen, die auf Baumblättern oder -nadeln sitzen und sich von deren Säften ernähren.

Allgemein gesehen ist Honig ein an Zucker reiches Lebensmittel, das keine Vorverdauung im menschlichen Organismus braucht und daher sofort ins Blut übergeht. Es gibt eine große Vielfalt von Sorten, bei denen nicht nur die Frage »Nektar oder Honigtau?« eine Rolle spielt, sondern auch die Pflanzen, die besammelt wurden, die Bodenbeschaffenheit, das Wetter, die Aufbewahrung usw. Die gesundheitliche Wirkung ist ebenfalls unterschiedlich. Je nach Erntegebiet, Flora, Jahreszeit und Gewinnungsort enthält Honig bis zu 180 natürliche Substanzen und Inhaltsstoffe. Pflanzliche Wirkstoffe werden durch die Enzyme aus dem Bienenorganismus in ihrer Wirkkraft vervielfacht, das heißt, sie werden enorm aufgewertet. Der Hauptbestandteil von Honig ist Zucker, und zwar

- Fruchtzucker (Fruktose),
- Traubenzucker (Glukose oder Dextrose),
- Malzzucker (Maltose),
- Rohrzucker (Saccharose) und
- andere Zuckerarten.

Weil es sich um ein sogenanntes Kombinationspräparat handelt, ist es wesentlich empfehlenswerter, Sportlern oder

Menschen in einem Erschöpfungs- bzw. Ermüdungszustand Honig zu geben als Traubenzucker.

Außerdem enthält Honig 16 bis 20 Prozent Wasser. Weitere wichtige Inhaltsstoffe sind die Proteide, das bedeutet: mit Stickstoff verbundene Substanzen. Dazu gehören die Aminosäuren, die ernährungsphysiologisch eine große Bedeutung haben. Zur Wirkungsweise der Aminosäuren gibt es Informationen im Abschnitt über die Pollen. Die wirksamsten sind Arginin, Glutaminsäure, Histidin, Lysin, Phenylalanin und Zystein.

Wenn Sie darauf achten, ob Lebensmittel sauer oder basisch reagieren: Alle Honige reagieren sauer. Dabei stabilisieren sie aber den Säurehaushalt im Körper. Unter anderem enthalten sie

- Ameisensäure,
- Buttersäure,
- Essigsäure,
- Glukonsäure,
- Milchsäure,
- Phosphorsäure,
- Salzsäure,
- Succin-(Bernstein-)Säure und
- Zitronensäure.

Von den enthaltenen Mineralstoffen, Spurenelementen und Vitaminen sind folgende die wichtigsten:

- Chlor,
- Eisen,
- Kalium,
- Kalzium,
- Kupfer,
- Magnesium,
- Mangan,
- Phosphat,
- Natrium,
- Schwefel und
- Silizium.

- Vitamin B_1 (Thiamin),
- Vitamin B_2 (Riboflavin),
- Biotin,
- Folsäure,
- Pantothensäure,
- Niazin und
- Vitamin C.

Die wichtigen Enzyme, die enthalten sind, darunter Amylase und Saccharase, unterstützen den Stoffwechsel. Sie führen im Immunsystem die Regie und wirken abwehrstärkend und entzündungshemmend. Schließlich befinden sich im Honig Spuren von Pollen. Außerdem antibiotisch wirkende Stoffe, sogenannte Inhibine, und unterschiedlichste Aromen, die für den Geschmack verantwortlich sind.

Viele Inhaltsstoffe reagieren sensibel auf Licht und Wärme. Daher soll man Honiggläser immer dicht verschließen und dunkel aufbewahren. In den Pharaonengräbern fand man auf diese Art verschlossene Töpfe mit Honig. Er war noch immer genießbar.

Will man ein warmes Getränk oder eine warme Speise mit Honig süßen und nicht nur von der Süße, sondern auch von der Heilwirkung profitieren, muss man das Ganze auf knapp 40 Grad abkühlen lassen. Denn bei höheren Temperaturen gehen viele Wirkstoffe verloren. Genau diese Vorgehensweise empfiehlt Sebastian Kneipp.

Sebastian Kneipps Schlaftee

Gegen Schlafstörungen und nervöse Unruhezustände schlägt Kneipp folgendes Rezept vor, das aus dem Buch *Der Naturgarten des Sebastian Kneipp* stammt: Besorgen Sie sich im Kräuterladen, auf dem Markt oder in der Apotheke eine Mischung, die zu gleichen Teilen aus Baldrianwurzel, Melissenblättern und Hopfenzapfen besteht. Pro Becher 1 gehäuften TL davon mit heißem Wasser übergießen, einige Minuten lang ziehen lassen und durchsieben. Auf eine Temperatur unter 40 Grad abkühlen lassen und mit Honig süßen. Langsam trinken.

Wegen des hohen Zuckergehalts müssen sich Diabetiker vorsehen, ebenso müssen Allergiker testen oder testen lassen, wie sie damit zurechtkommen. Menschen, die keinen Fruchtzucker vertragen, müssen ganz verzichten, ebenso Babys bis zu einem Jahr, weil sie Honig noch nicht verdauen können.

Und Menschen, die auf ihr Gewicht achten, sollten nicht zu sehr zuschlagen. Schon Hildegard von Bingen riet Menschen mit Gewichtsproblemen von übermäßigem Honiggenuss ab. (Honig in Maßen allerdings kann sogar Gewichtsreduktion unterstützen. Mehr dazu später.) Sonst aber gibt es keine Beschränkungen.

Damit Sie sich im Hinblick auf die Qualität auf der sicheren Seite befinden, achten Sie auf das bekannte grüngoldene Etikett mit der Aufschrift »Gewähr für Echtheit – Echter Deutscher Honig« und dem Stempel vom Deutschen Imkerbund. Darauf befindet sich eine Überwachungsnummer, aus der im Zweifelsfall genau der Imker herausgefunden werden kann, dessen Bienen den Honig in diesem Glas gesammelt oder »produziert« haben.

Echter Deutscher Honig zeichnet sich durch die garantierte Einhaltung strenger Vorschriften aus. Es dürfen ihm keine fremden Stoffe zugefügt oder honigeigene entzogen werden. Mindestmengen an natürlichen Zuckerarten, Fermenten, Mineralstoffen und freien Säuren sind vorgeschrieben, außer-

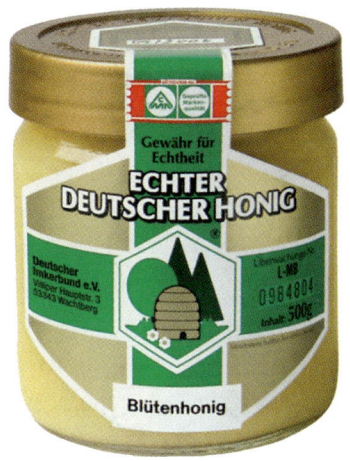

dem darf er nicht zu flüssig sein. Vor allem aber ist dieser Honig ungefiltert. So bleiben die Pollen in ihm erhalten, mit deren Hilfe sich Herkunft und Sorte des Honigs jederzeit bestimmen lassen.

Der Verzehr von Honig wirkt sich ausgesprochen positiv auf das Herz aus. Er wird von Naturheilkundlern gegen koronare Durchblutungsstörungen, Entzündungen des Herzmuskels, Bluthochdruck und Schädigungen des Herzens nach einem Infarkt oder einer Infektionskrankheit empfohlen.

Auch für die Leber wird der regelmäßige Verzehr von Honig empfohlen. Sie ist ja das größte Entgiftungsorgan. Honig unterstützt ihre Funktion besonders nach Narkosen, Antibiotikabehandlungen, Amalgamentfernungen, Pilzvergiftungen und anderen Belastungen. Und er hilft bei der Heilung von Entzündungen der Leber, der Nieren, der Blase und der Bauchspeicheldrüse.

Honig zu lutschen lindert Halsschmerzen. Nach dem Zweiten Weltkrieg nutzten Ärzte mangels anderer Medikamente Honig zum Bepinseln der Nasen- und Rachenschleimhaut und heilten damit sogar Menschen mit Diphtherie.

Honig im Mundraum

Der Kölner Zahnarzt Professor Dr. Werner Becker schreibt über die ausgezeichneten Erfahrungen mit Bienenprodukten, die er in seiner Praxis gemacht hat.[16] Unter anderem geht er auf spezielle Zubereitungen ein, zum Beispiel Propolis-Urtinktur und -Salbe, die er als Fachmann bei seinen Patienten verwendet. (Für Laien nicht geeignet.) Was er jedoch über die Anwendung von einfachem, erstklassigem Honig schreibt, lässt sich auch von Menschen ohne weißen Kittel umsetzen.

Der Mund, so schreibt Becker, ist der Beginn des Verdauungstraktes. Die Zähne haben die Aufgabe, die Nahrung für die eigentliche Verdauung vorzubereiten. Zusätzlich helfen sie dabei, Fremdkörper im Speisebrei zu erkennen und zu eliminieren.

Zudem prüft man im Mundraum instinktiv, ob die Temperatur der Speisen für das Körperinnere passt, wobei man sich leider manchmal verbrennt. Gegen Schmerzen oder Verletzungen durch eine Verbrennung wirkt das Lutschen von Honig ganz ausgezeichnet. Das ist ein Tipp, der besonders bei Kindern auf offene Ohren stoßen wird.

An einer Parodontitis leiden bei uns 70 bis 80 Prozent der Erwachsenen. Durch sie kommt es zu einer erhöhten Infektionsbereitschaft, also einem geschwächten Immunsystem, einer erhöhten Gefahr, eine Herzkrankheit zu bekommen, usw.

Bei ihr sind die Zähne von den sie umschließenden Schleimhäuten bakteriell verseucht und entsprechend entzündet. Becker empfiehlt folgende Vorgehensweise: Die Zähne sollen professionell gereinigt werden. Direkt anschließend soll der Patient 1 TL erstklassigen Honigs etwa 5 Minuten lang lutschen und dann herunterschlucken. »Da die Grenzflächen zu den Zähnen durch die Reinigungsmaßnahmen als kleine Wunden zu gelten haben, entsteht entsprechendes Wundsekret, welches im Normalfall als Heilhindernis zu bezeichnen ist, weil es die natürlichen Enzyme zur Schleimhautwundheilung nur erschwert zur Wirkung kommen lässt. Der Honig vermehrt die Bildung des heilenden Glutathions in den Wunden und führt zu einer Vernarbung, die den Randschluss um den Zahn verstärkt.«

Auch nach Operationen im Mund reinigt Honig die Wundoberfläche, er »entquellt« die Wunde, desinfiziert sie und regt die Bildung von neuem Gewebe an. »Bei verschmutzten

Wunden ist der Honig geradezu ein klassisches Wundreinigungsmittel, bei dem die Wunde nicht aktiv durch den Behandler gereinigt werden muss, sondern dies kann dem Körper selbst überlassen werden.«

Wer an Parodontitis leidet, soll morgens 1 TL Honig einnehmen und ihn 5 Minuten lang lutschen, danach herunterschlucken. Der Honig »puffert über mehrere Stunden das Säure-Basen-Gleichgewicht ab und ist so ein mitentscheidender Faktor in der Mundmilieusituation einer Parodontitis, deren pH-Wert sich immer im sauren Milieu abspielt«.

Eine Parodontitis sei eigentlich ein Geschehen im Darm. Auch dieses werde durch das morgendliche Teelöffelchen Honig positiv beeinflusst. Die Durchblutung von Dünn- und Dickdarm werde nämlich durch den Honig erhöht. Er rege die Bauchspeicheldrüse zur vermehrten Produktion der Verdauungsfermente an. Und er beeinflusse die Leber dahin gehend, dass die Gallenflüssigkeit gut fließt.

Übrigens hat sich ja inzwischen herumgesprochen, dass das regelmäßige morgendliche Spülen des Mundes mit Sonnenblumenöl oder anderem Pflanzenöl sehr gut für Zähne und Allgemeinbefinden ist. Wer dies macht und trotzdem von der Einnahme eines TL Honig profitieren möchte, kann mit beiden Maßnahmen abwechseln. Heute Honig, morgen Ölspülung. Für beides gilt: kleiner Aufwand, große Wirkung.

Ergebnisse einer Honigstudie[17]

Honig ist »gesund«. Das belegen mittlerweile zahlreiche wissenschaftliche Studien. Eine davon wurde im Jahr 2006/07 veröffentlicht, sie heißt: »Wie wirkt Honig auf das Immunsystem und die Gesundheit?« Gefördert wurde das Forschungsprojekt unter anderem von der

Europäischen Union und vom Österreichischen Imkerbund. Den Abschlussbericht verfasste Dr. Johann Puttinger, Arzt für Allgemeinmedizin in Uttendorf, Österreich.

Die wesentliche Aussage der Studie fasst er so zusammen: Es »…wurde der wissenschaftliche Nachweis erbracht, dass Bienenhonig aufgrund seiner wertvollen Inhaltsstoffe zu einer positiven Beeinflussung der Darmflora und des Abwehrsystems im Körper führt und damit der Erhaltung der Gesundheit (im ganzheitlichen Begriff als körperliches und psychisches Wohlbefinden) dient«.

Während der achtwöchigen Studie nahmen die fünfzig Teilnehmer jeden Tag mindestens 50 Gramm Honig zu sich. 38 Prozent gaben an, ihre Widerstandskraft gegen Infekte habe sich verbessert. Kein einziger sagte, seine Infektanfälligkeit habe während der Zeit zugenommen.

Auch Schlafqualität, Verdauung, körperliche Belastbarkeit und seelisches Wohlbefinden verbesserten sich deutlich, und zwar um bis zu 22 Prozent. Ein negativer Einfluss auf den Fettstoffwechsel wurde nicht festgestellt. Die Belastung des Körpers mit Freien Radikalen wurde gesenkt. Freie Radikale sind Moleküle, die einem anderen Molekül das fehlende Elektron entreißen können, um ins Gleichgewicht zu kommen. Das andere Molekül wird dadurch selbst zum Freien Radikal, wodurch eine Kettenreaktion entsteht.

Durch Umweltgifte in Atemluft und Nahrung, durch Rauchen und übermäßige ultraviolette Bestrahlung kommen solche Freien Radikale von außen in den Körper. Innen entstehen sie bei Stoffwechselprozessen im Darm und durch eine schlechte Darmflora. Bei Stoffwechselerkrankungen wie Diabetes, bei allen entzündlichen Prozessen sowie bei notwendigen medizinischen Maßnahmen wie Chemotherapie und Bestrahlungen entstehen sie in hohem Maße.

Radikalfänger bzw. Antioxidantien wie Vitamin C, E, Flavonoide, Enzyme sowie Spurenelemente und anderes wirken dieser Kettenreaktion entgegen. Honig enthält eine Menge solcher Radikalfänger. Während der Studie wurde eine Absenkung der Freien Radikale um mehr als 13 Prozent festgestellt. Diese Zahl kam so zustande, dass man die Veränderung der Freien Radikale bei allen Studienteilnehmern zusammenzählte und dann wieder teilte. Bei einigen Probanden kam es zu einer Absenkung der Freien Radikale um bis zu 40 Prozent. Blütenhonig zeigte sich hier als besonders wirksam.[18]

Dass der Verzehr von Honig zu einer Steigerung der Immunabwehr führt, wurde ebenfalls bewiesen. Es zeigte sich, dass die T-Lymphozyten im Durchschnitt um 6 Prozent anstiegen. T-Lymphozyten werden in der Thymusdrüse dazu »erzogen«, zwischen körpereigenen und -fremden Strukturen zu unterscheiden. Sie sind die eigentliche Immunpolizei im Körper, denn sie wehren Eindringlinge wie Bakterien und Viren ab, bevor sie sich im Körper vermehren können. Wenn eine Infektion schon ausgebrochen ist, werden viele solcher T-Lymphozyten aktiviert, damit sie Antikörper bereitstellen.

Dann gibt es noch die natürlichen Killerzellen. Sie töten Zellen ab, die mit Viren infiziert sind. Und sie spüren Krebszellen im Körper auf, die sich ja auch bei Gesunden immer wieder bilden. Das geschieht übrigens durch die Einwirkung der Freien Radikale auf die Erbsubstanz im Zellkern. Die natürlichen Killerzellen machen diese Krebszellen unschädlich.

Durch die Honigkur konnte der Anteil dieser Killerzellen um durchschnittlich sage und schreibe 20 Prozent erhöht werden.

Hier noch einmal die Ergebnisse in der Zusammenfassung. Wenn täglich mindestens 50 Gramm echter, naturbelassener Honig eingenommen wird, zeigt sich:

- eine deutliche positive Wirkung auf verschiedene Befindlichkeiten wie körperliche Belastbarkeit, Schlafqualität, seelisches Wohlbefinden,
- eine regulative Wirkung auf Verdauungsstörungen wie chronische Verstopfung,
- eine Kräftigung des Immunstatus und dadurch eine verminderte Infektanfälligkeit sowie
- eine deutliche Absenkung der Belastung mit Freien Radikalen.

Es gab keinen negativen Einfluss auf Harnsäure-, Cholesterin- und Triglyceridspiegel. Übergewichtige Probanden akzeptierten den Honig als Ersatz für kalorienreiche Süßigkeiten, was sich positiv auf ihr Gewicht auswirkte.

Eigentlich sollten die Ergebnisse dieser Honigstudie eine Sensationsmeldung in allen Medien hergeben…

Pollen

Mohammed Ali aß regelmäßig Pollen, denn er wollte nicht nur der größte Boxer aller Zeiten sein. Man erinnert sich an seinen Kampfruf »I am the greatest!«. Sondern er wollte auch »fliegen wie ein Schmetterling, stechen wie eine Biene«, also am leichtesten, elegantesten und zielsichersten vorgehen. Unter anderem durch den Verzehr von Pollen, dem wohl kraftvollsten Kraftfutter überhaupt, sollte ihm das gelingen.

Pollen sind Blütenstaub, den die Bienen vor allem für die Aufzucht ihrer Brut sammeln, den sie aber auch selbst zu sich nehmen. Er liefert ihnen Eiweiß und Fett, zusätzlich sind große Mengen an Vitaminen enthalten.

Eine mittelgroße Bienenkolonie sammelt jährlich rund

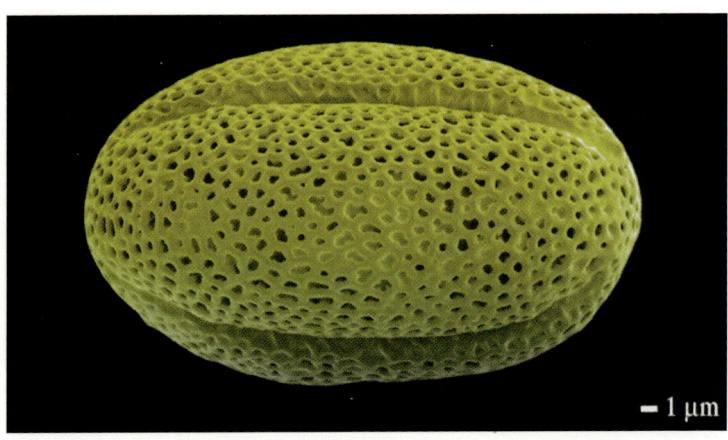

Pollenkorn, Größe 37µm (Aufnahme mit dem Rasterelektronenmikroskop)

30 Kilogramm Pollen. Das ist für eine so leichte Materie wie Blütenstaub eine beträchtliche Menge. Seit Anfang der neunziger Jahre werden in Deutschland etwa 450 Tonnen Pollen(produkte) verkauft.

Das Wort »Pollen« hat seinen Ursprung im Lateinischen. Dort bedeutet es »Staubmehl«. Pollen sind eine meist pudrige Absonderung der Staubbeutel/Pollensäcke der Blüten, die männlichen Keimzellen der Samenpflanzen. Ein einzelnes Pollenkorn ist winzig, es hat 0,0025 bis 0,25 Millimeter Durchmesser. Die Pollen bewirken nach der Bestäubung die Befruchtung. Häufig sind sie von Warzen, Stacheln, Leisten oder Klebstoff überzogen, welche die Befruchtung erleichtern.

Sie verfügen über eine unglaubliche Widerstandskraft und Haltbarkeit. Wenn vor langer Zeit Pollen in Moore, die ja wunderbar konservieren, hineingeweht wurden, kann man über sie mithilfe sogenannter Pollenanalysen interessante Erkenntnisse gewinnen. Zum Beispiel wurde auf diese Weise die nacheiszeitliche Waldgeschichte von Mittel- und Nordeuropa ermittelt. Pollen aus der Zeit der Assyrer, die in Honig aufbewahrt erst jetzt gefunden wurden, sind noch heute keimfähig.

Weil es sich um eine so besondere Substanz handelt und weil die Menschen darüber schon immer Bescheid wussten, gelten Pollen bestimmter Pflanzen bei Naturvölkern als heilig. Sie werden dort in Ritualen verwendet und zum Beispiel zum Segnen verstreut.

In Simon Buxtons Buch *Der Weg des Bienenschamanen* erklärt der Lehrer Bridge, warum Pollen aus seiner Sicht eine solche Kraftquelle darstellen. Er sagt, zwischen Biene und Blume bestehe eine einzigartige Synergie. Sie seien Liebende. Die Biene saugt und sammelt ihre Nahrung, also Pollen und Nektar, aus den reproduktiven Organen der Pflanze, die mit sexueller Energie angefüllt sind. Die Kraft bringt die Biene zurück in den Stock. Bridge sagt: »Wir kennen diese Kraft als Vitamin P. Vitamin P ist die Vita – lateinisch für ›das Leben‹ –, von ›Pan‹; sie ist Vitamin Pan.« Wobei Pan einerseits der Vegetationsgott ist, andererseits bedeutet *pan* »ganz« oder »allumfassend«, zum Beispiel in »Pandora« (»Allgebende«) oder »Pantheon« (»Heiligtum aller Götter«).

Imker gewinnen Pollen durch das Aufstellen von Pollenfallen. Das sind spezielle Gitter am Einflugloch des Bienenstocks, die einen Teil der Pollenhöschen von den Beinen der Insekten abstreifen. Darunter befindet sich eine Schublade, in der die Kügelchen gesammelt werden. Sie sind feucht und müssen getrocknet werden, damit sie nicht verderben. Die Gewinnung ist recht mühsam, daher sammelt nicht jeder Imker Pollen. Ein offenes Geheimnis aber ist, dass Imker mit Blütenpollen und Honig gefüllte Waben verzehren, eine Köstlichkeit, die noch dazu einen hohen gesundheitlichen Nutzen hat. Die Bienen haben nämlich die Wände der Pollen »anverdaut« und daher aufgeschlossen. So steht ihr ganzes Potenzial zur Verfügung. Ohne die Bearbeitung der Bienen tut es das nur zu einem gewissen Teil, denn die Pollen besitzen außerordentlich harte Hüllen, die sie schützen. Erst wenn diese Hüllen aufgebrochen werden, ist die Heilkraft »bioverfügbar«.[19]

»Wabenpollen«, »Bienenbrot« oder »Ambrosia« lautet die Bezeichnung für diese Waben. Die Wikinger nahmen sie mit auf ihre langen Seereisen und verzehrten sie, um sich vor Mangelkrankheiten zu schützen.

Das ausgiebige Kauen von Pollen bzw. von Waben hilft gegen Bronchialasthma und Erkrankungen im Mund, Rachen und Kehlkopfbereich, zum Beispiel Parodontitis, Zahnfleischbluten, Nasennebenhöhlenentzündung, Halsschmerzen und Husten.

Da Pollen wie gesagt rar und kostbar sind, müssen sie mit harten Euros bezahlt werden. Und weil sie unter der Bezeichnung »Nahrungsergänzungsmittel« laufen, unterliegen sie keinen strengen Richtlinien. Wo also »Pollen« draufsteht, müssen nicht notwendigerweise ausschließlich Pollen drin sein.

Wenn Sie allerdings reine Pollen haben, dann dienen sie der Gesundheit in hohem Maße, denn es stecken darin wertvolle Eiweißbausteine, essenzielle Aminosäuren. Der Körper kann diese nicht selbst herstellen, aber er braucht sie dringend. Zum Teil sind es die gleichen, die im Honig stecken:

- Arginin (gut für die Leber),
- L-Glutamin (hilft den Gehirnfunktionen),
- Histidin (fördert die Produktion der roten Blutkörperchen),
- Lysin (unterstützt das Zellwachstum, also alle Heilungsvorgänge),
- Methionin (beugt Vergiftungen vor),

- Phenylalanin und Threonin (gegen Alterungserscheinungen),
- Tryptophan (hilft der Gehirntätigkeit) und
- Zystein (entgiftet, außerdem hilft es dem Wachstum von Haaren, Fuß- und Fingernägeln).

Folgende Vitamine sind in Pollen enthalten, und zwar höher dosiert als im Honig:

- Vitamin B_1, auch »Thiamin« genannt (schützt das zentrale Nervensystem, stillt Schmerzen),
- Vitamin B_2/Riboflavin (unterstützt das Wachstum, nutzt der Haut),
- Vitamin B_6/Pyridoxin (ähnliche Wirkung wie die von Vitamin B_2, außerdem gut für das Herz),
- Pantothensäure (unentbehrlich für den Energiestoffwechsel),
- Folsäure (fördert die Bildung roter Blutkörperchen),
- Vitamin C (erhöht die körperlichen und geistigen Widerstandskräfte),
- Vitamin D (beugt gegen Rachitis und Kalkmangel vor),
- Vitamin E (fördert die Zellatmung) und
- Provitamin A/Beta-Karotin (wachstumsfördernd).

Weiterhin enthalten Pollen:

- Chlor,
- Eisen,
- Enzyme,
- Kalium,
- Kalzium,
- Magnesium,
- Phosphat,
- Silizium,
- antibiotisch wirkende Substanzen und
- andere lebenswichtige Stoffe.

Pollen sind eine »Supernahrung«. Sie führen dem Körper nicht nur die genannten Wirkstoffe zu. Sie regeln ebenso die Verdauungstätigkeit, und zwar bei Durchfall wie auch bei Verstopfung. Sie verbessern die Darmflora, wirken also gegen Blähungen und einen aufgeblähten Bauch. Auch optimieren sie die Verwertung der Nahrung. Sie fördern die Gehirndurchblutung bei alten Menschen ebenso wie bei schulmüden Kindern. Bei Menschen mit niedrigem Blutdruck regelt sich der Blutdruck wieder. Sie pflegen die Haut von innen, sie stärken die Nerven und fördern die Durchblutung. Ihr Verzehr wirkt gegen Schlafstörungen, Leberschäden, sogar Leberzirrhose, gegen erhöhte Cholesterinwerte und Krebserkrankungen. Letzteres, weil sie die Zellatmung verbessern und weil sie desinfizieren.

Die Qualität von Pollen hängt entscheidend von dem Gebiet ab, wo sie gesammelt wurden, und von den Pflanzen, von denen sie stammen. Eine besonders gute gesundheitliche Wirkung haben Pollen von unterschiedlichen Pflanzen, die man »Multipollen« nennt. Monopollen sind weniger empfehlenswert. Man kann mit Multipollen Allergien bekämpfen, dieses Vorgehen wird in über 80 Prozent der Fälle von Erfolg gekrönt. Es wird empfohlen, gleichzeitig Propolis einzunehmen. Eine solche Behandlung sollte man aber nicht auf eigene Faust machen, sondern mit Unterstützung eines Arztes oder Heilpraktikers, der sich auskennt.

Wie Sie Pollen einnehmen

Pollen lassen sich gut mit gesäuerten Lebensmitteln kombinieren, zum Beispiel als Aufstrich auf Sauerteigbrot in Kombination mit Honig. Oder Sie streuen sie über ein Müsli, das mit Joghurt oder Dickmilch angerührt wurde.

Weil Pollen wie gesagt harte Hüllen haben, sollten Sie sie eine Zeitlang in flüssigem Joghurt, in Milch oder Fruchtsaft aufweichen. Es gibt aber wie gesagt auch gemahlene Pollen oder Pollengranulate, außerdem stehen Pollen in Form von Kapseln und Tabletten zur Verfügung. Es wird empfohlen, sie wegen der besseren Aufnahme und Verwertung vor den Mahlzeiten einzunehmen. Sie dürfen nicht gekocht werden, weil so die meisten Inhaltsstoffe zerstört werden. Aber über leicht erwärmte bzw. abgekühlte Gerichte, zum Beispiel einen Getreidebrei, dürfen Sie sie streuen.

Immer sollten Pollen in gut verschließbaren Gläsern aufbewahrt und von Wärme, Licht und Feuchtigkeit geschützt werden, denn sie sind anfällig. Am besten kaufen Sie sie in kleinen Mengen und verbrauchen sie zügig.

Bienenwachs

»Bienenwachs« heißt in der Fachsprache »Cera flava« (»gelbes Wachs«). Gereinigt und weiß gebleicht, heißt es »Cera alba« (»weißes Wachs«). Wobei es bei seiner Entstehung, wenn die Bienen es aus ihren Wachsdrüsen ausscheiden, weiß ist. Gelb wird es erst durch das Pollenöl, das Carotin enthält. Übrigens bedeutet die Wachsproduktion für die Bienen eine enorme Energieleistung.

Sie bauen daraus ihre Waben. Mit der Zeit wird das Wachs dunkler und dunkler. Die Imker reinigen die kostbare Substanz und recyceln sie. Zum Beispiel stellen sie daraus Zwischenwände für ihre Bienenstöcke her. Weil Wachs wirklich eine lange Verwendungszeit hat, sollte es nur möglichst geringe Mengen belastender Stoffe aufnehmen müssen. Hier liegt ein Grund dafür, warum zur Bekämpfung der Varroa milbe natürliche Wirkstoffe eingesetzt werden sollten, zum Beispiel Ameisensäure, welche die Qualität vom Wachs kaum oder gar nicht beeinträchtigt. Wachs enthält ja selbst Spuren von Ameisensäure. Bienenwachs besteht aus Myricin, einem Gemisch von Estern langkettiger Alkohole und Säuren, aus gesättigten Kohlenwasserstoffen, Alkoholen, bienenspezifischen Aromastoffen, Farbstoffen, Propolis, Vitamin A und anderen Stoffen. Wenn man es in seine Bestandteile zerlegt, erhält man mehr als 300 unterschiedliche chemische Verbindungen. Gemischt ergeben sie eine Substanz, die in ihren physikalischen Eigenschaften einer Flüssigkeit entspricht, auch wenn Wachs fest erscheint. Es wird schon bei etwa 25 Grad weicher und bei etwa 40 Grad richtig weich. Deswegen erscheinen manche Cremes oder Salben, die Bienenwachs enthalten, zunächst sehr hart, sie werden aber sofort streichfähig, wenn sie mit der körperwarmen Hand in Berührung kommen.

Bei Raumtemperatur löst es sich sehr gut in Terpentinöl und erhitztem Alkohol. Bei 62 bis 65 Grad wird es flüssig. Als Lebensmittelzusatzstoff trägt es die Bezeichnung »E 901«.

Es besitzt die magische Fähigkeit, einerseits zu trennen, andererseits zu verbinden. Bei Süßigkeiten auf Gelatinebasis, zum Beispiel Gummibärchen oder Joghurtgums, wird Bienenwachs als Trennmittel verwendet. Bei Kosmetika hingegen setzt man es als Emulgator ein, also zum Vereinigen von Wasser und Fett. Schon seit Menschengedenken nimmt man es als Wundpflaster und gegen Hautkrankheiten, allein oder in Form von Cremes oder Salben. Wie gesagt, es kann die fettigen Anteile einer Creme mit eventuell enthaltenem Blütenwasser, destilliertem oder Quellwasser verbinden.

Pasten, Lotionen und Enthaarungsmittel enthalten ebenfalls häufig Bienenwachs, was auf der Verpackung steht, denn es gilt als Qualitätsmerkmal.

Traditionell wird es in der Medizin und Physiotherapie als Wärmepackung bei Erkältungskrankheiten und Schmerzen eingesetzt. Auch in Polituren, Skiwachs, Wachsfarbe und als Imprägniermittel tut es gute Dienste. In Madame Tussauds Wachsfigurenkabinett, das ja jetzt auch in unserer Hauptstadt eine Dependance hat, wird für die Herstellung der Figuren bis heute kostbares und teures Bienenwachs verwendet, allerdings nur für die Köpfe.

Kerzen produziert man heute überwiegend aus Stearin und Paraffin, weil diese Substanzen preiswert sind. Aber für besonders schöne Kerzen und für solche, die man rituell verwenden möchte, zum Beispiel an einem traditionell geschmückten Weihnachtsbaum, sind noch immer Bienenwachskerzen beliebt. Ihre besondere Ausstrahlung und ihr feiner, typischer Duft lassen sich nicht künstlich nachmachen.

Laut Jürgen Tautz sind die aus Wachs gebauten Waben ein Teil des Superorganismus »Bien«: Skelett, Sinnesorgan, Nervensystem, Gedächtnisspeicher und Immunsystem. Waben und Wachs werden nicht nur komplett von den Bienen produziert, sondern auch untrennbar mit dem Leben und Funktionieren des Superorganismus verbunden. Die Bienen verbringen in der Summe mehr als 90 Prozent ihres Lebens in oder auf den Waben.

Weil die Bienen fähig sind, ihre Körpertemperatur auf mehr als 43 Grad zu erhöhen, können sie auch das Wachs bearbeiten. Sie bauen manchmal Propolis als einen Fremdstoff ein. Damit manipulieren sie die Eigenschaften der Waben, zum Beispiel verstärken sie die Ränder. Wenn die Außentemperatur sehr heiß ist, besteht die Gefahr, dass sich die Waben verbiegen. Daher fächeln die Bienen bei Hitze mit ihren Flügeln Kühlung auf das Wachs.

Cold Cream mit Bienenwachs

Patricia Davis empfiehlt das Rezept für eine »Cold Cream«, die Bienenwachs enthält. Sie eignet sich zum Reinigen der Haut, als Hand-, Körpercreme oder zum Massieren. Die Ingredienzen sind in der Apotheke oder im Fachgeschäft erhältlich.

Es folgen Zutatenliste und Beschreibung. Sie können allerdings auch in Ihrer Apotheke die Zutaten angeben und sich die Creme dort herstellen lassen. Das ist zwar nicht unbedingt billig, bewegt sich aber preislich trotzdem im Rahmen, vor allem, wenn man bedenkt, welche Preise Luxusfirmen für ihre kosmetischen Produkte ansetzen. Und die enthalten, so hervorragend sie sein mögen, immer Konservierungsstoffe.

Diese Creme hier stellt ein absolutes und individuell angefertigtes Luxusprodukt dar, ohne irgendwelche künstlichen Beigaben. Sie kommt so angenehm und frisch daher, sie duftet und tut so gut, dass sich die Investition auf jeden Fall lohnt. Sie müssen allerdings selbst darauf achten und darauf bestehen, dass wirklich nur naturreine Zutaten verwendet werden, also beispielsweise kein künstliches ätherisches Öl. Sie brauchen:

40 g Mandelöl

10 g Bienenwachs

40 g Rosenwasser

10 Tropfen Rosenöl

Statt Rosenwasser eignet sich Orangenblüten- oder destilliertes Wasser, statt Rosenöl ein anderes passendes ätherisches Öl. Wenn Sie auf ätherische Öle empfindlich reagieren, dürfen Sie diese Zutat ganz weglassen.

Alles genau abwiegen. Zum Zusammenmixen werden zwei Schüsseln aus rostfreiem Edelstahl oder feuerfestem Glas benötigt. In die eine das Mandelöl plus das ätherische Öl geben und das in winzige Stückchen zerkleinerte Bienenwachs hinzufügen. Die andere Schüssel ist für das Rosenwasser bestimmt. Beide Gefäße mit ihrem Inhalt in ein nicht zu heißes Wasserbad stellen und die Öl-Wachs-Mischung so lange rühren, bis alle Zutaten geschmolzen sind. Die Hitzequelle abschalten. Das Rosenwasser Tröpfchen für Tröpfchen in das Gemisch einrühren und den Vorgang erst dann beenden, wenn sich alles perfekt miteinander verbunden hat. Sie dürfen ein elektrisches Rührgerät benutzen, wenn Sie es auf die niedrigste Stufe einstellen.

Die Creme in ein absolut sauberes Töpfchen füllen und im Kühlschrank oder an einem anderen kühlen Ort aufbewahren. Sie hält sich mehrere Wochen lang.

Bienenwachs-Ohrkerzen

Die Steppenvölker Sibiriens, einige Kulturen Asiens sowie die Indianer Nord- und Südamerikas kennen das Abbrennen von innen hohlen Ohrkerzen, die unter anderem aus Honigextrakten und Bienenwachs bestehen. Zum einen bedeutet eine Ohrkerzenbehandlung eine Art spirituelles Ritual, weil sie eine tiefe meditative Erfahrung hervorbringen kann. Zum anderen wird sie durchgeführt, wenn jemand erkältet ist, wenn er an eingeschränkten Geruchsempfindungen, Ohrgeräuschen, Spannungen im Kopf und Ähnlichem leidet.

Durch die Hopis, den ältesten Stamm der Pueblo-Indianer im Süden Nordamerikas, gelangte das Wissen über diese Tradition erst vor knapp 25 Jahren nach Europa. Seitdem werden hier bei uns Ohrkerzen von hervorragender Qualität hergestellt, und zwar in Handarbeit. Aus erstklassigem Baumwollstoff, Heilkräutern wie Salbei, Johanniskraut und Kamille, natürlichen ätherischen Ölen, reinen Honigextrakten und reinem Bienenwachs. Die Kerzen sind knapp fingerdick, etwas über 20 Zentimeter lang und, wie gesagt, innen hohl. Sie werden regelmäßig von unabhängigen Instituten getestet und sind daher geprüfte Medizinprodukte.

Für das Abbrennen legt man sich entspannt auf die Seite, sodass die Kerze senkrecht in ein Ohr gesteckt werden kann. Es dauert knapp 12 Minuten, bis sie abgebrannt ist und in einem bereitstehenden Wasserglas gelöscht werden kann. Dann dreht man sich auf die andere Seite und macht das Gleiche mit dem anderen Ohr.

Die Kerzen sind so konstruiert, dass bei sachgerechtem Vorgehen absolut keine Gefahr besteht. Trotzdem soll man das Ritual oder die Behandlung nie allein machen.

In einem Produktbeileger ist zu lesen: »Ohrkerzen wirken rein physikalisch. Ein leichter Unterdruck (Kamineffekt) und die durch die Bewegung der Flamme hervorgerufenen Vibrationswellen der Luft in der Ohrkerze wirken wie eine sanfte Trommelfellmassage. Dies führt zu einem intensiven Gefühl angenehmer Wärme und einem als befreiend empfundenen Druckausgleich im Ohr-, Stirn- und Nebenhöhlenbereich. Dieser physikalische Effekt wird oft schon direkt nach der Anwendung subjektiv als wohltuende, druck- und schmerzlindernde Empfindung hauptsächlich im Ohr-Kopf-Bereich beschrieben. Spontan kann es auch zu einer freieren Nasenatmung und einem verbesserten Geruchsempfinden kommen, selbst bei zuvor verstopfter Nase. Zudem stellt sich durch die gesamte Zeremonie eine wunderbare Entspannung ein.«

Wer an chronischen oder akuten Krankheiten leidet, sollte

sich mit seinem Arzt, Heilpraktiker oder Therapeuten beraten, wobei nicht all diese Fachleute Ohrkerzen kennen. Und wobei andererseits die Person, die bei dem zu Behandelnden dabei ist, jederzeit die Kerze aus dem Ohr entfernen kann, falls etwas als unangenehm erlebt werden sollte.

Auf jeden Fall sollten Menschen mit perforiertem Trommelfell oder implantiertem Paukenröhrchen auf diese Maßnahme verzichten.

Für alle anderen kann ein Ohrkerzenritual oder eine indianische Entspannungszeremonie ein phantastisches meditatives, befreiendes, entlastendes Erlebnis darstellen. Und wer hat Anteil an dieser therapeutischen Möglichkeit? Die Bienen und ihre Produkte!

Bienenwachs in jedem Lippenstift

Schon lange vor unserer Zeitrechnung setzten Ladys ihre Lippen in Szene: Bei Ausgrabungen in der sumerischen Stadt Ur entdeckte man Lippenbalsam, der um 3500 v. Chr. hergestellt und verwendet worden war.

Eine neue Zeit brach an, als während der Weltausstellung 1883 in Amsterdam etwas präsentiert wurde, was damals eine Sensation bedeutete, was ein absoluter Klassiker werden sollte und wahrscheinlich bis in alle Ewigkeit ein Attribut des weiblichen Teils der Menschheit bleiben wird: der Lippenstift.

Seit mehr als 125 Jahren gibt es ihn also. Und obwohl immer wieder neue Hülsen, Formen und Farben kreiert werden, hat er sich doch in seiner Zusammensetzung bis heute kaum verändert. Zu 58 Prozent besteht er aus Öl, zu 15 Prozent aus Farbpigmenten, zu 2 Prozent aus Vitamin E und zu genau einem Viertel, 25 Prozent, aus Bienenwachs. Dieses sorgt für die notwendige Festigkeit und gleichzeitig für die Elastizität der cremigen Substanz. Keine andere Zutat, sei sie natürlichen oder künstlichen Ursprungs, erledigt dies so gut wie das Wachs der Honigbienen.

Folgendermaßen verläuft die industrielle Produktion. Die Zutaten werden auf etwa 65 Grad erhitzt und verflüssigt. Ein Walzenstuhl verteilt die Pigmente gleichmäßig in der Masse, die dann in eine Schablone gegossen wird. In einem Gefrierfach erlangt das Gemisch seine endgültige Festigkeit. Zum Schluss wird der obere Teil der Schablone entfernt und die entstandenen Stifte werden in ihre Hülsen gestülpt.

So ein Lippenstift sieht an sich als Gegenstand schon ansprechend und sexy aus. Die französische Diva Sarah Bernard verlieh ihm deswegen den frivolen Beinamen »stylo d'amour«, Liebesstift. Aber er bringt auch der Frau, die ihn anwendet, Attraktivität und Sex-Appeal, jedenfalls wenn seine Farbe zu Haut, Haaren, Augenfarbe und Kleidung passt. Dabei ist er ein Requisit, mit dem sich nicht nur Tussis und Törtchen wohlfühlen, sondern das im Grunde allen Frauen jeden Alters gut zu Gesicht steht.

Und: »On a bad day, there is always lipstick«, lautet ein bekannter Werbeslogan. (»An einem miesen Tag gibt es immer noch Lippenstift« [der Aussehen und Laune verbessert].) Rund 80 Prozent der Frauen in der westlichen Welt glauben daran und verwenden ihn, was ihn zum meistverkauften Kosmetikprodukt macht.

Nach gültigen Benimmregeln ist das Auftragen von Lippenstift die einzige Tätigkeit im Zusammenhang mit Make-up, die öffentlich ausgeführt werden darf. Diese Regel gilt weltweit.

Wie nett, dass ein Viertel der ganzen Angelegenheit auf das Konto der nektarschlürfenden Melissen geht! Venus/

Aphrodite lässt grüßen, ihre Krafttiere spielen wieder mal im Hintergrund eine zauberhafte Rolle.

Propolis

Eine Bienenkolonie sammelt und produziert jedes Jahr mehrere hundert Gramm Propolis, und zwar aus dem Harz von Knospen, Früchten und Blättern, das sie mit Wachs und Pollen vermengen. Wobei sich aber nicht alle Bienenarten gleich fleißig mit der Herstellung von Propolis beschäftigen.

Es handelt sich um das Kittharz, mit dem die süßen Kreaturen ihre Waben verstärken, ihr Zuhause gegen Zugluft, Kälte, Nässe, Hitze schützen, mit dem sie sich aber auch und vor allem gegen Krankheitserreger wehren. Wenn ein größeres Tier, das zum Heraustransportieren zu schwer ist, in den Stock eingedrungen ist und totgestochen wurde, überziehen es die Bienen zum Schutz vor den Verwesungsgiften mit Propolis.

Die Substanz macht den Bienenstock zur einzigen sterilen Tierwohnung überhaupt – ein frappierendes »Bienengeheimnis«!

Die alten Ägypter haben dies beobachtet, sie haben es verstanden und sich das Prinzip zum Haltbarmachen der Körper ihrer Verstorbenen zu eigen gemacht. Kein Wunder, dass sie die Bienen verehrten, dass die Bienen-Hieroglyphe den allerersten Buchstaben ihres Alphabets darstellte!

Früher konservierten berühmte Maler die Farben, die sie für ihre Kunstwerke verwendeten, mit Propolis. Damit blieb die Pracht bis heute erhalten. Der legendäre Geigenbaumeister Stradivari imprägnierte und konservierte die von ihm verwendeten Hölzer mit Propolis, um sie vor Holzschädlingen zu schützen. Je besser die Qualität der Propolis war, umso reiner klang das Instrument.

Bis heute konsumiert man in Japan Fisch und Fleisch mit Propolis.

Bei jeder Heimkehr von einem Flug müssen die Bienen über eine Art Wall aus dem Kittharz, der alle Bakterien, Viren und Pilze abtötet, die sie eventuell mitbringen. »Vor der Stadt« bzw. »Vorstadt« – so lautet die wörtliche Übersetzung des griechischen Wortes *própolis*. Damit bezeichnete man früher städtische Verteidigungsanlagen.

Im Zuge des Aufkommens von Antibiotika geriet die Substanz bei uns über längere Zeit fast in Vergessenheit. Seit etwa dreißig Jahren aber beschäftigt man sich erneut damit, und man verwendet sie wieder.

Wie alle Bienenprodukte ist sie licht-, wärme- und kälteempfindlich. Die wissenschaftlichen Forschungen zu den Inhaltsstoffen sind bis heute nicht abgeschlossen, man findet immer wieder Neues dazu. Folgende aber sind nachgewiesen:

- ätherische Öle,
- Aminosäuren,
- Enzyme,
- hormonähnliche Substanzen,
- Mineralien,
- Pflanzenschutzstoffe/Bioflavonoide und
- Vitamine.

Und an Spurenelementen:

- Chrom,
- Eisen,
- Kobalt,
- Kupfer,
- Mangan,
- Nickel,
- Silizium und
- Strontium.

Der wertvollste Bestandteil von Propolis sind die natürlichen Antibiotika. Sie können das Immunsystem des Menschen auf Vordermann bringen, und zwar im Sinne einer abgeschlossenen Heilung. Nicht wie ein künstliches Antibiotikum, das eine Erkrankung nur unterdrückt und gegen das zudem auf die Dauer Resistenzen auftreten.

Die Einnahme von Propolis verkürzt den Krankheitsablauf. Wenn man beispielsweise zu Beginn einer Erkältung Propolis-Tinktur einnimmt, muss man wahrscheinlich ein, zwei Tage lang unentwegt die Nase putzen. Dann aber ist alles vorbei.

Den besten Beweis für die Wirksamkeit von Propolis liefern die Bienen selbst. Sie existieren seit vierzig Millionen Jahren nahezu unverändert, während die meisten Tierspezies aufgrund von Seuchen eliminiert wurden, gegen die kein Kraut gewachsen war.

Kubanischen Universitäten ist es gelungen, Propolis-Produkte zu entwickeln, die Antibiotika weitgehend ersetzen können. Das bedeutet einen Segen für Menschen, die keine Antibiotika vertragen oder die schon so häufig Antibiotika nehmen mussten, dass sich ihr Körper an sie gewöhnt hat, weswegen sie nicht mehr wirken.

In Frankreich gibt es eine Kombination aus Propolis, Pollen und Bienengift, die von namhaften Wissenschaftlern als Vorsorge gegen Aids empfohlen wird. Bewiesen ist, dass Propolis zahlreiche Bakterienstämme abtötet, ebenso Viren der verschiedensten Gattungen und Pilze.

Bis heute ist in Deutschland nicht geklärt, ob Propolis als Arzneimittel oder Nahrungsergänzungsmittel gelten soll. Deswegen gibt es immer wieder gewisse Unklarheiten damit, vor allen Dingen rechtlicher Art. In Österreich sieht es damit ganz anders aus, Propolis-Produkte kann man ohne

Schwierigkeiten in den unterschiedlichsten Geschäften kaufen, nicht nur in Apotheken oder Reformhäusern.

Was man aber bei uns ohne Schwierigkeiten bekommt, das sind Mundpflegeprodukte mit Propolis, zum Beispiel ein Gel, das gegen kleine Entzündungen im und am Mund wirkt; Mundwasser gegen Parodontitis, Zahnfleischbluten, Entzündungen und Mundgeruch – und Zahnpasta, welche die gleichen Wirkungen wie das Mundwasser hat. Außerdem sind folgende Propolis-Präparate in der Apotheke erhältlich:

- Dragees mit Propolis-Extrakt zum Kauen,
- Kapseln, die Propolis-Extrakt in einer Hülle aus Gelatine enthalten,
- Lutschtabletten gegen Halsschmerzen, Husten und andere Atemwegserkrankungen,
- Pulver zum Einnehmen mit Flüssigkeiten (eignet sich besonders für Kinder, die noch keine Tabletten oder Kapseln schlucken können),
- Salben, die Propolis-Tinktur enthalten,
- Tabletten, die leichter als die Kapseln einzunehmen sind, und
- Tinkturen aus Propolis, die in einem Lösemittel verflüssigt wurde, zum Beispiel in Alkohol. Sie schmecken ausgezeichnet.

Leider tun sich Apotheker manchmal schwer, und es dauert tagelang, bis sie Propolis- und andere Bienenprodukte besorgen können. Dann ist ein bisschen Geduld angesagt, was sich aber lohnt. Denn vor allen Dingen bewirkt Propolis Folgendes: Propolis

- hemmt Krankheitserreger in ihrer Aktivität oder vernichtet sie,
- stärkt das Immunsystem,
- entgiftet,
- stillt Schmerzen,
- kräftigt Körper und Nervensystem,
- unterstützt die Immunabwehr und regt die Selbstheilungskräfte an, kann deswegen auch vorbeugend eingesetzt werden, und
- zeigt bei alldem keinerlei Nebenwirkungen.

Besonders gute und zuverlässig dokumentierte Erfolge gibt es unter anderem bei diesen Beschwerden:

- Herz-, Bronchial- und Lungenleiden,
- Hals-, Nasen- und Ohrenkrankheiten,
- Aphthen, Mundschleimhaut-, Zahnfleisch-, Zungenentzündungen, Zahnschmerzen und -infektionen sowie
- Hautkrankheiten wie Abszessen, Akne, Brandwunden (auch vom Sonnenbrand), Eiterungen, Frostschäden, Furunkeln, Gerstenkörnern, schmerzender Hornhaut, Hühneraugen, Warzen, Nagelbettentzündung, Nagelpilz, Schnitt- und Schürfwunden und verlangsamter Vernarbung.
- Bei Beschwerden wie Tennisarm, Sehnenscheiden- und Schleimbeutelentzündungen haben sich Salbenumschläge als sehr hilfreich erwiesen, die dreimal täglich gewechselt werden. Dabei muss aber selbstverständlich die entsprechende Körperstelle geschont werden.
- Bei Muskelschmerzen, Hexenschuss, Arthritis und Arthrose wirkt Propolis-Salbe ausgesprochen lindernd.

Ein Apotheker mit eigenen Bienen

Aus meiner Studienzeit in Freiburg kenne ich den Apotheker Franz Stibal, der in seiner Apotheke schon immer Besonderes angeboten hat. Pilzberatung zum Beispiel, also die Durchsicht gesammelter Pilze auf Genießbarkeit.

Seit Jahren hat er eigene Bienen, und er stellt aus ihren Produkten Medikamente her, Propolis-Tinktur und -Salbe, Nasensprays usw.

Der Honig vom Nektar aus den Pflanzen um Kirchzarten, dem Standort der Stöcke, ist eine Köstlichkeit und Kostbarkeit, ebenfalls in der Apotheke erhältlich, und zwar in folgenden Sorten: Akazien, Blüten, Obstblüten, Kastanien, Lindenblüten, Löwenzahn, Sonnenblumen, Waldblüten und Tannenhonig/Waldhonig.

Regelmäßig lässt er seine Produkte auf Schadstoffe untersuchen. Alles ist mit einem hohen Aufwand an Liebe zum Detail, Know-how, Zeit und Kosten verbunden. Letzteres besonders in den vergangenen Jahren, weil die Bienen enorm anfällig geworden sind, gegen die Varroamilbe, gegen verschiedene Viren. »Früher lebten die Völker bei mir etwa fünf Jahre lang«, stellt er fest. »Heute überleben die meisten nur ein bis zwei Jahre.« Das bedauert er.

Was die Imker ganz generell anbetreffe, so stellt er fest, würden sie für ihren Einsatz viel zu schlecht bezahlt. Wer kaum finanzielle Anreize erhalte, habe auch nicht mehr viel Lust, sich zu engagieren. In diesem Bereich müsse dringend etwas verändert werden, damit am Ende auch die Bienen überleben. Und natürlich im Hinblick darauf, dass die Insektenvertilgungsmittel verboten werden, welche die Bienen nicht vertragen.

Er hält trotzdem der Imkerei die Treue, denn zum einen

macht sie ihm Freude. Zum anderen ist er von den Produkten begeistert, und er erzielt damit bei sich selbst, bei seiner Familie und seinen Kunden bzw. Patienten beste Erfolge: »Gegen Bakterien, Viren und Pilze gibt es nichts Wirksameres als Propolis.« Wobei er betont, dass die Wirkungsweisen je nach Herkunftsgegend, -land und -kontinent zum Teil erheblich differierten. Seine Propolis ist die vom Schwarzwald. Besonders gute Erfahrungen hat er damit bei der Abwehr, beim Abkürzen und Heilen von Erkältungskrankheiten gemacht.

Seit Jahren gehört beispielsweise ein bekannter Sänger zu den Leuten, die auf seine Propolis-Produkte schwören. Er litt häufig an Halsschmerzen, Husten und Heiserkeit. Denn er kam nicht mit den zu kalt eingestellten Klimaanlagen der Flugzeuge zurecht, die ihn zu seinen internationalen Auftritten brachten. Bis er sich von seinem Apotheker mit Propolis-Produkten versorgen ließ. »Seitdem hat er überhaupt keine Beschwerden mehr«, freut sich Franz Stibal. »Und seitdem muss ich immer wieder entsprechende Päckchen für Kollegen und Bekannte dieses Herrn packen.«

Ein zweiter Bereich, in dem Propolis seiner Erfahrung nach besonders viel Kraft entwickelt, ist bei älteren Menschen. Wenn sie sich nach einer Krankheit oder einem langen Winter richtig erholen möchten, hilft ihnen das Kittharz der Bienen, sachgerecht aufbereitet, schnell und nachhaltig wieder »aufs Fahrrad«.

Propolis, ein Universalheilmittel

In München lebt und praktiziert der Heilpraktiker und Buchautor Alan E. Baklayan. Er beschäftigt sich schon seit Jahren als Forscher und Behandler mit Patienten, die an schwersten chronisch-degenerativen Erkrankungen leiden. Zu ihm kommen Menschen, die nirgendwo anders Hilfe erfahren haben.[20]

Unter anderem arbeitet er mit der Bioresonanztherapie. In der »Grundtherapie«, die den Organismus des Kranken erst einmal stabilisieren und harmonisieren soll, setzt er Propolis ein. »Das ist ein Universalheilmittel«, sagt er.

Menschen, die schwere Krankheiten haben und/oder für deren Beschwerden keine schlüssige Diagnose gefunden werden konnte, leiden häufig an Pilzbefall, zum Beispiel im Darm. Erst wenn man den in den Griff bekommen hat, kann sich der Organismus für andere therapeutische Maßnahmen öffnen. Dafür muss der Patient eine bestimmte Diät einhalten und regelmäßig einige naturheilkundliche Mittel einnehmen, darunter Propolis-Tinktur. Wenn er sich an die Empfehlungen hält und wirklich dranbleibt, verschwinden die Pilze in relativ kurzer Zeit, und zwar ganz und gar ohne »Chemie« und negative Nebenwirkungen.

Gegen Vaginalpilz können in der Apotheke Zäpfchen mit Propolis hergestellt werden, die keinerlei Nebeneffekte haben. Nur wer auf Pollen allergisch reagiert, muss aufpassen, denn Propolis enthält ja geringe Mengen davon.

Noch mit einem anderen Bienenprodukt hat Baklayan beste Erfahrungen gesammelt, mit Bienengift, gemischt mit Eigenblut, zur »Umstimmungstherapie« bei Allergikern. »Dadurch wird die Trägheit des Systems aufgehoben«, erklärt er. Auch bei chronischen Gelenkschmerzen kann Bienengift, gemischt mit Eigenblut, sehr hilfreich sein.

Baklayan ist nicht auf Apitherapie spezialisiert. Dennoch kann er sie vor dem Hintergrund seiner ausgezeichneten Erfahrungen mit Propolis und Bienengift nur empfehlen.

Räuchern mit Propolis

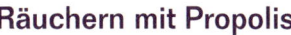

Zwar verwendet die katholische Kirche bei ihren Hochämtern und Prozessionen bis heute Weihrauch, das ist ein getrocknetes Baumharz. Sonst aber ist das Räuchern (in diesem Sinne, nicht im Sinne von Räucherfisch oder -schinken) bei uns lange Zeit ziemlich auf der Strecke geblieben. In den vergangenen Jahren aber interessieren sich wieder mehr Menschen dafür, mit Rauch ihre Wohnungen energetisch zu reinigen und eine angenehme Atmosphäre entstehen zu lassen. »Durch Rauch«, das würde auf Lateinisch *per fumum* heißen, daher stammt das Wort »Parfum«. Bevor es Parfum in flüssiger Form gab, existierte es in Form von aromatisierter Luft.

Von Susanne Fischer-Rizzi stammen die folgenden Informationen: Man schabt mit einem Messer feine Stücke von einem Klümpchen Propolis ab und gibt sie auf die glühende Räucherkohle. Sie verströmt beim Verglimmen einen warmen, balsamischen, honigartigen Duft, der entspannend wirkt. Dieser Duft lässt Kontakt zu den heilenden Kräften der Natur entstehen. Man kann Propolis gut in Mischungen mit anderem Räucherwerk verwenden.

Während meiner Recherchen zu diesem Buch höre ich, dass Räucherungen mit Propolis manchmal lindernd bei Husten wirken. Meine eigene Idee ist, dass eine solche Räucherung gegen Liebeskummer und Winterdepression wirkt. Die Räucherexpertin Marlis Bader empfiehlt gegen diese beiden seelischen Leiden, Johanniskraut zu verräuchern. Bestimmt hilft eine Kombination des kraftvollen Duos Johanniskraut und Propolis.

Erhältlich ist reine Propolis im Kräutergeschäft, Naturkostladen, Reformhaus und beim Imker.

Gelée royale

Gelée royale ist ein Sekretgemisch, dessen Bestandteile in zwei Drüsen im Kopf der Bienen erzeugt werden. Über die Austrittsöffnungen werden kleine Tröpfchen freigesetzt und in den Zellen zu den Larven gegeben. Die Ammenbienen sind in der Regel Jungbienen zwischen ihrem fünften und fünfzehnten Lebenstag. Sie müssen große Mengen an Pollen verzehren, um ihre entsprechenden Drüsen mit den notwendigen Ausgangssubstanzen zu versorgen.

Mit Gelée royale werden die Arbeiterinnen- und Drohnenlarven nur drei Tage lang verwöhnt. Danach sind Honig und Pollen angesagt. Die Bienenköniginnen, die ja ungefähr sechzigmal länger leben als die Arbeitsbienen, dürfen sich daran für immer laben. Ihre Langlebigkeit hat mit der Power-Nahrung zu tun, die unter anderem antibakteriell und antimykotisch wirkt, also gegen Bakterien und Pilze.

Wie Professor Jürgen Tautz schreibt, ist Gelée royale als »Designerfood« im Bienenstock der Ausgangspunkt für unterschiedliche Entwicklungswege der Bienen.

Im Übrigen habe es eine außerordentlich wichtige Funktion für die Gesundheit des Bienenvolkes. Ähnlich der Muttermilch der Säugetiere verleihe die »Schwesternmilch« der Honigbienen den Larven auf ihrem ersten Lebensabschnitt einen Immunschutz gegenüber bakteriellen Infektionen. Der hauptsächliche Infektionsweg für Larven sei das Eindringen von Krankheitsauslösern durch den Darm. Dort träfen diese dann auf die Abwehrstoffe im Gelée royale, und die machten ihnen den Garaus.

Die Gewinnung von Gelée royale ist mühsam. Deswegen beschäftigen sich damit nur wenige Imker. Es enthält unter anderem:

- Wasser,
- Aminosäuren,
- verschiedene Zucker-arten,
- Mineralstoffe,

- Spurenelemente,
- mehrfach ungesättigte Fettsäuren sowie
- hormonähnliche und anti-biotische Stoffe.

Und folgende Vitamine:

- Vitamin B_1/Thiamin,
- Vitamin B_2/Riboflavin,
- Vitamin B_6/Pyridoxin,
- Pantothensäure,
- Niazin,

- Biotin/Vitamin H,
- Folsäure,
- Vitamin C,
- Vitamin A und
- Vitamin E.

Viele weitere Stoffe sind noch unerforscht. Es hat sich aber als zuverlässig erwiesen, dass Gelée royale gegen Umweltgifte schützt und dass es gegen Wechseljahrsbeschwerden von Frauen hilfreich eingesetzt werden kann, ebenso gegen Altersflecken, Narben und unreine Haut. Es aktiviert die körperliche und geistige Leistungskraft. Zudem stärkt es das Immunsystem und fördert die Funktionen von Herz und Kreislauf. Krebspatienten, die sich durch eine Strahlenbehandlung schlecht fühlen, können besser schlafen und haben einen besseren Appetit, wenn sie Präparate zu sich nehmen, die Gelée royale mit Pollen kombinieren. Genau die Einnahme dieser Präparate hat sich auch nach Strahlenunfällen als segensreich erwiesen, denn sie helfen beim Abbau der Giftstoffe im Körper.

Weil es sehr empfindlich ist, wird es meist entweder gefriergetrocknet oder mit Honig und Pollen vermischt oder als Trinkampullen angeboten. Zur äußerlichen Anwendung ist es Zusatzstoff zu Haarpflegemitteln, Salben und Cremes.

Auf eigene Faust sollte man mit Gelée royale nicht experimentieren. Sondern einen erfahrenen Arzt, Heilpraktiker, Apotheker, Imker oder sonstigen Fachkundigen, männlich oder weiblich, um Rat fragen. Das Gleiche gilt für Bienengift.

Bienengift

Wie gesagt ließen sich die alten Chinesen durch Bienenstiche zur Akupunktur inspirieren, und bis heute gibt es in China Therapeuten, die ihre Nadeln vor dem Einstechen in Bienengift tunken. Auch in Japan und Korea, bei den Griechen und Römern und bei allen Naturvölkern wurde Bienengift verwendet, zum Beispiel gegen Schmerzen, rheumatische Beschwerden und Gicht. Man setzte die Insekten einfach an einer geeigneten Stelle auf die Haut des Patienten und ließ sie tun, was sie tun mussten.

Die Empfindungen, die dann entstehen, beschreibt Maurice Maeterlinck in seinem bereits genannten Buch *Das Leben der Bienen* auf poetische Weise: »Es ist ein trockenes, zuckendes Brennen, eine Art Wüstensonnenbrand, möchte man sagen, der sich bald über den ganzen Körperteil verbreitet. Es ist, als ob diese Sonnenkinder aus den glühendsten Strahlen ihrer Mutter ein leuchtendes Gift gesogen hätten, um die Schätze der Süßigkeit, die sie in ihren segenspendenden Stunden sammeln, desto wirksamer zu verteidigen.«

Das Gift heißt »Apitoxin« und ist eine Mischung verschiedener saurer und basischer Sekrete, eine komplexe Mischung verschiedener Peptide. Der Hauptbestandteil (52 Prozent) nennt sich »Melittin«. Er wirkt hundertmal stärker als Cortison gegen Entzündungen und schützt die Zellen vor Zerstörung bei starken Infektionen. Obwohl ja ein Bienenstich wirklich sehr schmerzhaft ist, enthält Bienengift auch schmerzstillende Inhaltsstoffe.

Eine Honigbiene kann etwa 0,1 Milligramm Gift verspritzen. Es wurde bereits darauf hingewiesen, dass sie, wenn sie andere Insekten damit attackiert, ihren Stachel aus dem Chitinpanzer wieder herausziehen kann und überlebt. Sticht sie Menschen oder Säugetiere, bleibt der Stachel in der Haut stecken, und die Biene muss sterben.

Die Gewinnung von Bienengift für medizinische Zwecke läuft über Draht-Stromfallen. Die Insekten bleiben dabei am Leben, es stellt für sie aber trotzdem eine Tortur dar.

Im Abschnitt über Propolis wurde ja schon gesagt, dass Bienengift, gemischt mit Eigenblut, bei Allergikern zur »Umstimmungstherapie« genutzt werden kann. Auch bei rheumatischen Erkrankungen wird das Gift häufig verwendet. Es gibt noch viele weitere Einsatzmöglichkeiten, aber sie alle gehören in die Hand von Fachleuten.

Linderung bei Bienenstichen

Ja, ein Bienenstich ist nicht gerade ein Vergnügen. Aber wenn Sie gesund sind, also nicht allergisch reagieren, schadet er Ihnen nicht. Sondern im Gegenteil, er bringt Ihr Immunsystem in Schwung. Damit immerhin können Sie sich über die Schmerzen hinwegtrösten.

Hat tatsächlich eine Biene zugestochen, entfernen Sie als Erstes den Stachel. Denn wenn der stecken bliebe, käme weiterhin Gift heraus.

Abschwellend und schmerzlindernd wirkt aufgetragener Honig, ebenso eine Scheibe oder Hälfte von einer frisch aufgeschnittenen Zwiebel. Außerdem das ätherische Öl von Gewürznelken (Syzygium aromaticum) oder von Zimtblättern

(Cinnamomum ceylanicum). Alle 30 Minuten davon eine kleine Menge mit einem Wattestäbchen auf den Stich auftragen.

Sie sollten nur dieses Zimtöl verwenden, die Öle aus anderen Teilen des Zimtbaumes bzw. von anderen Zimtarten sind zu scharf und reizen die Haut. Nelken- und Zimtblätteröl, das zusammen mit Wasser in der Duftlampe verdunstet, hält Insekten fern. (Mehr Informationen über die »Aromatherapie mit Honig« finden Sie weiter unten.)

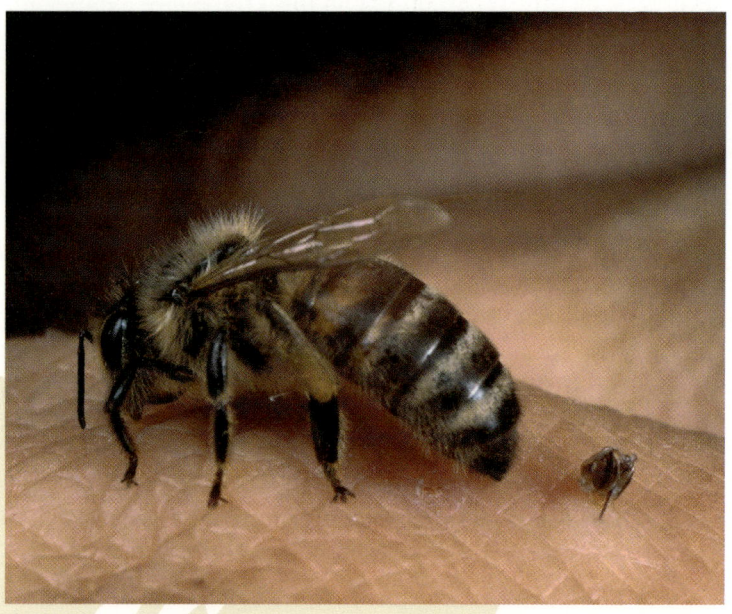

Honig ernten: Gutes von glücklichen Bienen

Eine der schönsten und lieblichsten Ecken Deutschlands ist das Chiemgauer Land, zwischen München und Salzburg gelegen, in Richtung Süden mit Blick auf das beeindruckende Alpenpanorama. Von Traunstein aus Richtung Norden, in Altenmarkt, lebt die fünfköpfige Familie Daxenberger, in der Gegend berühmt für ihren Bio-Honig.

Ihre rund dreißig Bienenvölker wohnen zu einem kleinen Teil im üppigen Garten am Haus, die meisten sind auf Standorte in sonnigen Natur-, Landschafts- und Wasserschutzgebieten verteilt. Mit Massentrachten und Monokulturen hat das nichts zu tun. Denn das Pollen- und Nektarangebot an den unterschiedlichen Stellen ist ausgesprochen vielfältig, und zudem variiert es von Monat zu Monat. Entsprechend individuell fällt der Geschmack des »Produktes« aus. Manchmal geben Raps- oder Lindenblüte eine bestimmte Note, ein anderes Mal Wasserminze oder Mädesüß, eins der heiligen Kräuter der Kelten…

Dreimal im Jahr schleudern die Daxenbergers Honig, Ende Mai Blütenhonig, Ende Juni Waldhonig und Ende Juli, Anfang August Sommerhonig.

Welchen man auch immer kostet – er verschafft stets eine Explosion auf der Zunge, einen vieldimensionalen Genuss. Und nicht nur das. Sigrid Daxenberger, mit achtzehn Jahren die jüngste Tochter, leidet an einer Pollenallergie. Jedenfalls tut sie das, wenn sie nicht genügend Blütenhonig isst. Denkt sie aber daran, ab dem frühen Herbst regelmäßig jeden Morgen eine Schnitte Brot mit dem hauseigenen Blütenhonig zu bestreichen und zu verzehren, so hat die »Impfung« durch die darin enthaltenen Pollen einen durchschlagenden Erfolg: keinerlei allergische Symptome im Frühjahr!

Es ist immer wieder schön, in der Fachliteratur darauf zu stoßen, dass diese Vorgehensweise funktioniert. Aber noch schöner ist es, jemanden zu treffen und direkt zu sprechen, der aus eigener Erfahrung bestätigt: »Ja, es stimmt, es klappt.«

Waldhonig bringt übrigens Pollenallergikern wenig.

Der Draht zu den Bienen liegt in der Familie. Alle Mitglieder, auch die Großeltern, sind beteiligt und helfen mit. Johann Daxenbergers Vater hat sogar selbst pflanzliche Präparate mit entwickelt, Blütenölmischungen zur Gesunderhaltung und Vitalisierung der Bienen. Damit arbeitet auch der Sohn ganz im Einklang mit der Natur, und er sagt: »Meine Völker sind so stark, die kommen mit der Varroamilbe aus eigener Kraft zurecht.«

Weil ohne Chemie vorgegangen wird, ist auch das Wachs ganz rein. Es wird in einem regelmäßigen zweijährigen Zyklus recycelt, neues wird nicht dazugekauft. Das heißt, die Waben, die dunkel geworden sind, werden wieder eingeschmolzen und gereinigt. Daraus werden Mittelwände für die Rahmen hergestellt, die Basis für den Bau neuer Waben. Aus dem Überbestand vom Wachs, den sie in Blöcken gelagert hat, gießt und formt Michaela Daxenberger wunderschöne Kerzen, die einen zarten Duft verströmen und ohnehin eine besondere Ausstrahlung haben, sogar dann, wenn man sie noch gar nicht angezündet hat. Dass die Kerzen manchmal einen hauchdünnen, etwas heller gefärbten, samtigen Belag bilden, ist ein Qualitätsmerkmal. Denn es bedeutet, dass sie nicht mit Acryllack bestrichen wurden, sondern ganz und gar naturrein sind. Manche mögen diese leichte Patina, manche streifen sie einfach mit dem Finger ab.

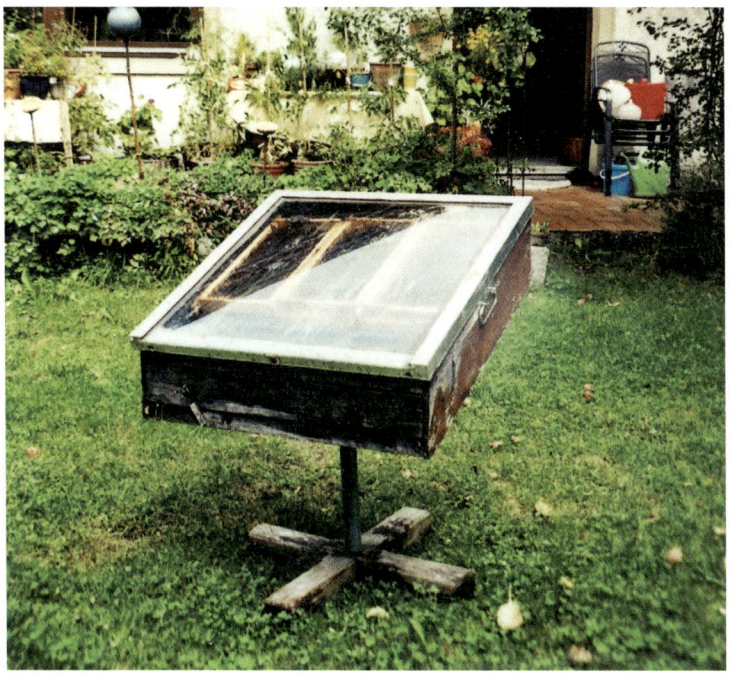

Diese Art »Schaukasten« steht im Garten von Johann und Michaela Daxen-
berger. Da hinein legen sie Waben, die schon lange in Gebrauch waren. Sie
drehen den Schaukasten im Verlauf des Tages immer wieder neu in Richtung
Sonne. Die Wärme der Sonne schmilzt das Wachs, es sammelt sich im unteren
Bereich des Kastens.

Im Daxenberger'schen Garten steht ein einfaches Gerät,
ähnlich einem schräg liegenden Schaukasten, in das die dunkel gefärbten, zwei Jahre lang genutzten leeren Waben hin-
eingelegt werden. Durch die Glasscheibe, mit der das Gerät zugedeckt ist, scheint die Sonne und schmilzt das Wachs.
Dieses Bienenwachs ist daher von vornherein nicht nur frei
von sämtlichen Schadstoffen, sondern es ist zusätzlich mit
Sonnenenergie aufgeladen. Die Kerzen daraus haben eine
spezielle Kraft. (Siehe dazu auch das Schlusswort.)

»Das Bienensterben ist auch ein Imkersterben«

Johann Daxenberger arbeitet als selbständiger Mess- und Regeltechniker. Seit etwa zwölf Jahren hat er, dem väterlichen Vorbild folgend, eigene Bienen. Dies empfindet er als Ausgleich zu seinem Beruf, er kann während der Beschäftigung mit den Insekten sehr gut abschalten. Michaela Daxenberger bestätigt, dass es ihr genauso geht. Wobei sie betont, wie viel Zeit und Energie dafür investiert werden muss. »Das Bienensterben ist auch ein Imkersterben«, sagt sie. »Wenn die anderen Leute im Sommer zum Baden gehen, haben wir mit unseren Stöcken zu tun. Nicht jeder ist dazu bereit.«

Während meines Besuchs Anfang August 2008 ist auch der fünfjährige Simon aus Altenmarkt mit seinem Vater dabei. Der hat seit vier Wochen ein Bienenvolk, er steht ganz am Anfang. An diesem Tag geht er den Daxenbergers zur Hand und wird dadurch mit der Bienenzucht vertraut. »Learning by doing« nennt man so was auf Neudeutsch oder »Training on the Job«.

Außerdem ist eine Gruppe von Behinderten dabei. Und immer wieder kommen im August Kinder vom Ferienprogramm Traunreut, einer Einrichtung für Schulkinder, die in den Sommerferien nicht verreisen. Sie können mit dem Ferienprogramm zu Hause interessante Abenteuer erleben. Einen halben Tag lang schauen sie bei der Imkerei zu, und zum Schluss gibt es eine Buttersemmel mit herrlichem, frischgeschleudertem Honig. Diese Art von »Projektunterricht« anzubieten ist der aktive Beitrag der Daxenbergers allgemein für Mutter Erde und speziell gegen das Imkersterben. Sie teilen ihr Wissen und Können, ihre Erfahrung und Begeisterung mit Menschen, die dafür offen sind. Und einige steigen tatsächlich ein, wie zum Beispiel Simons Vater.

Simon ist bestens ausgerüstet. In seinem kleinen Rucksack liegt eine Brotzeit für den Fall, dass ihm die Honigsemmel nicht reicht. Und ein Gel gegen Insektenstiche, das aber nicht zum Einsatz kommen muss. Dabei ist er mutig, er hat keinerlei Berührungsängste. Neugierig sieht er sich aus nächster Nähe die Betriebsamkeit am Einflugloch an, ein lebendiges Wimmelbild.

Wir alle schauen uns an einem der Standorte der Daxenberger'schen Bienenvölker in Stein an der Traun um, einige Kilometer von ihrem Wohnort Altenmarkt entfernt. In dem kleinen am Rand einer Wiese gelegenen Bienenhäuschen klettert Simon auf eine hölzerne Bank und beobachtet genau, wie Johann Daxenberger mit einem Spachtel Propolis vom oberen Teil der hölzernen Rahmen entfernt und die klebrige, dabei krümelige braune Masse in ein Töpfchen gibt. Die Propolis wird später für den Hausgebrauch verwendet.

Und er lässt sich erklären, wie man die Wabenzellen mit Brut von denen mit Honig unterscheidet: Erstere sind mit einem durch die enthaltenen Pollen eher rötlich erscheinenden Wachsdeckelchen versehen, das sich leicht nach oben wölbt. Die Zellen mit Honig sind gelblich weiß verdeckelt, die Deckel wölben sich leicht nach innen. Es kann also keine Verwechslung passieren, man sieht von außen genau, was drinsteckt.

Die Honigwaben lassen sich aufschneiden, man kann sie aber auch mit einem speziellen Instrument aufdrücken, das ähnlich aussieht wie ein Stielkamm aus Metall mit gefährlich spitzen Zinken. Im Nebenhäuschen zeigt Michaela Daxenberger, mit welchem speziellen Griff das Entdeckeln vorgenommen wird, und alle dürfen Hand anlegen, auch Simon.

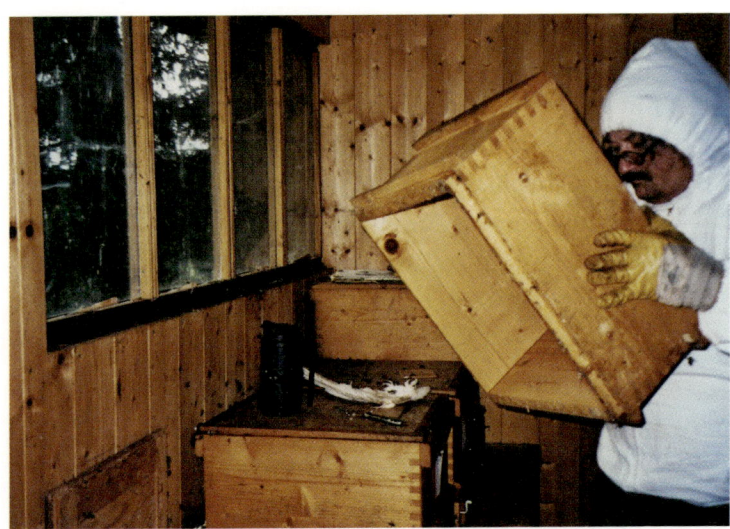

Imker Johann Daxenberger in Schutzkleidung in seinem Bienenhaus. In den Holzkästen hängen normalerweise die Rahmen mit den Waben. (Nicht in dem, den er in der Hand hat.) Die stehenden Kästen sind durch die Wand mit einem Einflugloch für die Bienen versehen, es besteht also die Verbindung nach draußen.

Für ihn bedeutet dieser Vormittag ein spannendes Vergnügen, ganz allein mit seinem Papa, den er normalerweise mit mehreren Geschwistern teilen muss.

Die entdeckelten, mit Honig gefüllten Waben werden zusammen mit den Holzrahmen, in die sie hineingebaut wurden, in die Honigschleuder eingesetzt, entweder zwei oder vier. Ähnlich wie eine Wäscheschleuder sieht die Honigschleuder aus, und sie funktioniert auch so. Man betreibt sie mit einer Kurbel, und durch die so entstehende Zentrifugalkraft schießt der Honig aus den Waben heraus. Er läuft durch eine Öffnung unten am Gerät in einen Eimer. Ein vorgeschaltetes Doppelsieb hält Fremdkörper fern, zum Beispiel ganz kleine Wachsstückchen.

Überwinterungsstrategie und ein russisches Bienengeheimnis

Die Imkerin erklärt, dass Anfang August zum letzten Mal Honig geschleudert wird. (Honig soll kalt geschleudert und nicht gefiltert sein, nur durchgesiebt.) Danach behalten die Bienen ihre Vorräte für den Winter, es wird aber auch Zuckerwasser zugefüttert. Die Vorgehensweise bei alldem erfordert viel Einfühlungsvermögen und Kenntnis der Rhythmen der Tiere, außerdem spielt später das Winterwetter eine Rolle. Ist der Winter sehr kalt, läuft es anders, als wenn in einem milden Winter die ersten Ausflüge schon Anfang Februar stattfinden.

Mehrfach betont Michaela Daxenberger, was jeder weiß, der sich mit der Natur auch nur ein bisschen auskennt. Trotzdem ist es gut, das noch einmal zu hören: Weiden- und Haselnuss-»Kätzchen« stellen die allererste Pollennahrung im Frühjahr für die Bienen und ihre Brut dar. Deswegen stehen die Weidenkätzchen unter Naturschutz, und deswegen sollte man beide keinesfalls abpflücken.

»Bei uns haben Insekten keinen sehr hohen Stellenwert«, betont sie. »Dabei sind sie für die Natur sehr, sehr wichtig.« Für das gesamte Gewebe, auch dafür, dass es genügend Vögel gibt. Denn die ernähren sich ja großenteils von Insekten. Wenn sich innerhalb eines gestörten Kreislaufs unerwünschte Insekten zu sehr vermehren, muss wieder mit Chemie entgegengewirkt werden – ein fataler Kreislauf.

Sogar den Bauern seien die Zusammenhänge nicht immer bewusst. Sie mähten häufig ihre Wiesen viel zu früh ab, noch bevor sie zu blühen anfangen. Dabei seien blühende Wiesen die liebsten Futterstellen für die Bienen, und uns Menschen schmecke und bekomme Blütenhonig am allerbesten.

Wenn die Bauern allerdings Pferde hätten, dann ließen sie das Gras lange auf den Wiesen, bevor sie es mähen. Denn Pferde vertragen Heu besonders gut, wenn es »ausgereift« ist.

Ein Bienengeheimnis, das nirgendwo in der Literatur auftaucht, erwähnt Johann Daxenberger, während er in seinem Bienenhaus arbeitet. Von Menschen, die aus Russland stammen und jetzt in Bayern wohnen, hat er gehört, dass in ihrer früheren Heimat »Bienenmumie« gegen Krebs eingesetzt wird. Mit Mumien nach unserem Verständnis hat das nichts zu tun, es ist, deutlich gesagt, Bienenkot. Menschen, die an Krebs erkrankt sind, sollen davon zweimal täglich eine stecknadelkopfgroße Menge zu sich nehmen, dann werden sie angeblich gesund.

Selbstverständlich kennen die Daxenbergers Bienenkot. Aber wie man ihn für diese naturheilkundlichen Zwecke sammeln und aufbewahren soll, das wissen sie nicht. Ich selbst habe im Anschluss an meinen Besuch im Chiemgau an unterschiedlichen Stellen nachgeforscht und nachgefragt, bin aber bisher nicht weitergekommen.

Mit den Daxenberger'schen Bienen wird außerordentlich sensibel und kenntnisreich umgegangen, chemischen Substanzen sind sie überhaupt nicht ausgesetzt. Es wird auch nicht andauernd an ihnen herumgezupft, sondern sie werden zwischendurch völlig in Ruhe gelassen. Das alles macht sie zu gesunden und glücklichen Bienen. Michaela Daxenberger empfindet es so, dass ein harmonisches Zusammensein ein sehr gutes Beispiel dafür ist, wie Resonanz funktioniert. Dazu gehört auch, dass sie, ihr Mann, die ganze Familie zu den Bienen bitte und danke sagt. Genau dies haben wir bei den Bienenzüchterinnen Bärbel Scheuber und Eva Brand auch schon gehört. Eine kleine Geste, die beiden Seiten wohltut und die zur Nachahmung nur empfohlen werden kann.

Noch mehr über Honig

Welche Sorte, welche Wirkung?

Dass unterschiedliche Honigsorten sehr unterschiedlich aussehen und schmecken können, weiß jeder, der sich umgeschaut und ein bisschen herumgekostet hat. In der Welt der Feinschmecker gibt es jedoch offensichtlich wenige oder keine Honigkenner, obwohl sich Massen von Weinkennern ihrer Geschmacksknospen rühmen. Erstaunlich eigentlich!

Je nach den Blüten, deren Nektar von den Bienen alchemistisch verarbeitet wurde, kann Honig fast weiß bis fast schwarz sein. Die Konsistenz kann von ausgesprochen dünnflüssig bis nahezu fest reichen, der Geschmack von süß, blumig, fruchtig, würzig bis hin zu wenig süß. Auch der Duft kann vielfältig sein.

Vom Nektar welcher Pflanzen Honig existiert, ist verblüffend, zum Beispiel von der Avocado, vom Kakaobaum, von der Baumwollpflanze, von den Blüten der Macadamianuss und sogar von der Saubohne. Über solche Spezialitäten schreibt Elisabeth de Lestrieux in ihrem Buch *Honig für Feinschmecker*.

Das Kandieren von Honig stellt ein Zeichen für seine Qualität und Echtheit dar. Wer unbedingt flüssigen Honig verwenden will, sollte das Glas mehrere Stunden lang in ein Bad aus lauwarmem Wasser stellen – nicht über 40 Grad, damit die Heilwirkung bestehen bleibt – und immer wieder warmes Wasser nachschütten.

Honig muss beim Lagern luftdicht verschlossen sein, weil er Wasser anzieht bzw. der Luft Feuchtigkeit entzieht, was zur Gärung führt. Außerdem zieht Honig Gerüche an. Er soll im Dunkeln, aber nicht im Kühlschrank aufbewahrt werden.

Gemischter Blütenhonig wurde von den Bienen selbst zusammengestellt. Er stammt aus dem Nektar verschiedener Pflanzenarten, schmeckt immer wieder anders und ist sowohl vom kulinarischen als auch vom gesundheitlichen Standpunkt aus gesehen besonders wertvoll, vielleicht sogar der beste Honig überhaupt. Der Imker stellt die Bienen mit ihren Kästen an den Ort, wo die Pflanzen blühen, und lässt sie dort stehen, bis die »heiße« Zeit vorüber ist.

Gemischter Blütenhonig wirkt besonders kräftigend und schmerzlindernd. Vor allem aber hilft er vorbeugend gegen Heuschnupfen und andere Pollenallergien. Denn aufgrund des minimalen Pollengehalts stellt sein Verzehr eine Art Impfung dar. Die Pollen, also die allergenen Substanzen, werden durch den Honig sozusagen potenziert. Sie regen die körpereigenen Abwehrkräfte an, aber sie überwältigen den Körper nicht wie die Pollen, die im Frühjahr in Massen herumfliegen. Man sollte morgens einen Teelöffel von solchem gemischten Blütenhonig aus der Region auf nüchternen Magen einnehmen. Je näher am Wohnort der Honig gesammelt wurde, umso effektiver wirkt diese Therapie. Der »Imker ums Eck« ist also gefragt.

Wobei allerdings angemerkt werden muss, dass Pollen weit fliegen. Manche Leute reagieren allergisch auf blühende Haselnusssträucher, obwohl sie mitten in der Großstadt leben und diese Sträucher dort überhaupt nicht wachsen.

Für Wabenhonig werden honiggefüllte Waben in Stücke geschnitten, in Gläser gelegt und noch einmal mit flüssigem Honig übergossen. So können Wachs, Honig und Pollen als Kombination genossen werden. Der Geschmack ist himmlisch, und die heilenden und stärkenden Bestandteile dieser drei Bienenprodukte stellen ein wahres Kraftpaket dar.

In manchen Fachgeschäften gibt es auch Wabenstückchen ohne zusätzliche Beigabe von flüssigem Honig zu kaufen. Der Preis ist ausgesprochen moderat.

Hier noch einmal die wichtigsten Heilwirkungen von Honig ganz generell, egal, um welche Sorte es sich handelt. Honig

- führt dem Körper schnell Energie zu,
- ist »Nervennahrung«,
- kräftigt, besonders das Herz,
- unterstützt die Leberfunktion,
- stärkt das Immunsystem,
- fördert die Verdauung,
- entgiftet,
- wirkt antibakteriell,
- hemmt Entzündungen,
- lindert Schmerzen und
- beschleunigt die Wundheilung.

Die letzten drei Punkte gelten nicht nur für den Verzehr, sondern auch für die äußere Anwendung von Honig auf der Haut.

Das älteste schriftlich niedergelegte Rezept für die medizinische Anwendung von Honig ist etwa 4000 Jahre alt und befindet sich auf samarischen Tontafeln. Wahrscheinlich beschreibt es die äußere Behandlung von Wundinfektionen.

Auch die alten Ägypter verwendeten Honig auf diese Weise zur Behandlung von Schnittwunden, Verbrennungen und Geschwüren. Man vermutet, dass er den Bakterienzellen Wasser entzieht, sodass sie austrocknen und absterben. Außerdem kommen die Inhibine zum Tragen, also die antibiotisch wirkenden Substanzen. Sie und andere Stoffe fördern die Heilung, reduzieren sie auf etwa ein Drittel der normal angesetzten Zeit und sorgen dafür, dass kaum Narben entstehen. Zusätzlich stimuliert Honig die körpereigene Abwehr.

Deutsche Mediziner verarzteten im Ersten Weltkrieg Verletzte auf dem Schlachtfeld mit Umschlägen aus Honig und Lebertran. Sie hatten damit beste Heilungserfolge.

Unterschiedliche Honigsorten besitzen aber noch andere, weitere, spezielle Wirkungen. Dabei kommt zusätzlich zum Tragen, dass die Umwandlung des Nektars in Honig die Heilkräfte der Pflanzen selbst vervielfacht, von denen der Nektar stammt, zum Beispiel:

- *Akazienhonig/Robinienhonig:* ist im deutschsprachigen Raum sehr verbreitet. Er sieht blassgelb aus und besitzt eine dünnflüssige Konsistenz. Beruhigt das Verdauungssystem, wirkt gegen Übersäuerung des Magens, gegen Erkältungen und Husten. Kann die Blutreinigung unterstützen.
- *Buchweizenhonig* sieht dunkel aus und hat eine feste Konsistenz. Er schmeckt fast scharf und wird häufig mit anderen Sorten gemischt. Wirkt besonders kräftigend, wenn die Psyche angegriffen ist, und unterstützt die Heilung von Brüchen (innerlich und äußerlich angewendet).
- *Eukalyptushonig* stammt meistens aus Australien, es gibt aber auch spanischen. Er sieht dunkel aus und hat eine eher dünnflüssige Konsistenz. Er schmeckt leicht nach Eukalyptus, aber nicht so sehr, wie man annehmen sollte. Genau wie das ätherische Öl, das aus den Blättern des Eukalyptusbaumes gewonnen wird, hilft er besonders gut gegen Erkältungskrankheiten, Husten, Halsentzündungen. Auch gegen Entzündungen der inneren Organe wie Blase, Harn-

leiter, Prostata, Eileiter, Nieren, Leber, Bauchspeicheldrüse kann er genommen werden. In Spanien verwendet man ihn zudem als Antiwurmmittel.

- *Griechischer Berghonig* ist dunkelbraun, klar, schmeckt intensiv süß und nach Kräutern. Er wirkt besonders kräftigend. Zusammen mit Joghurt, vorzugsweise Schafsmilchjoghurt, stellt er eine phantastische Heilnahrung dar, die noch dazu über die Maßen köstlich schmeckt.

- *Heidehonig* ist manchmal trüb, manchmal klar und besitzt eine Bernsteinfarbe. Sein Geschmack ist dezent süß und karamellartig. Sein Verzehr wirkt sich besonders positiv aus, wenn jemand an Nieren-, Blasen- oder Prostatabeschwerden leidet.

- *Kleehonig* ist meist klar, manchmal aber auch cremig, er hat eine dünnflüssige oder mittlere Konsistenz und schmeckt sehr süß. Er wirkt stopfend bei Durchfall, löst Schleim und Krämpfe.

- *Lavendelhonig* stammt meist aus dem Mittelmeerraum. Er sieht goldgelb-klar aus und besitzt eine mittlere Konsistenz. Sein Geschmack ist süß und geht in Richtung Lavendel, manchmal hat er einen leicht bitteren Nachgeschmack, was aber für seine Echtheit spricht. In den Mittelmeerländern verwendet man ihn häufig äußerlich gegen Insektenstiche, offene Wunden, sogar gegen Bisse von Hunden und Katzen. Er besitzt starke antiseptische Qualitäten, die sich auch dann auswirken, wenn man ihn bei Erkältungskrankheiten, Lungenbeschwerden, Nierenschmerzen lutscht. Genau wie das ätherische Öl der Lavendelblüten hilft dieser Honig gegen Schlaflosigkeit, Rastlosigkeit und Kopfschmerzen. Der Lavendel war Heilpflanze des Jahres 2008.

- *Lederholzhonig* stammt von den Blüten des Lederholzbaumes (Leatherwood), der nur in den Regenwäldern an der Küste Tasmaniens südlich von Australien wächst. Der Baum ist immergrün, lederartig beblättert und wird 30 Meter hoch. Während der Blütezeit von Dezember bis März sammeln die Bienen den Nektar aus den weißen Blüten. In einer guten Saison kann ein Stock 90 bis 100 Kilogramm produzieren. Weil der Lederholzbaum aber so selten ist, handelt es sich bei dem Honig trotzdem um eine Rarität und er ist daher sehr teuer. Er sieht golden aus und hat eine relativ dünnflüssige Konsistenz. Der Geschmack ist zuerst kräftig, später süß und exotisch-blumig. Äußerlich angewendet, hilft er, die Haut feucht, zart und geschmeidig zu halten. (Für entsprechende kosmetische Produkte siehe Adressenteil.)

- *Lindenblütenhonig* ist relativ flüssig und hat einen grünlichen Farbton. Schmeckt kräftig süß, manchmal auch herb. Das Wort »Linde« hat mit »lindern« zu tun, und genau das macht dieser Honig in besonderem Maße. Er lindert die Beschwerden bei Erkältungskrankheiten, Fieber und Schlaflosigkeit, auch bei Nervosität, Kopfschmerzen und Migräne. Seine antiseptischen Qualitäten sind besonders stark ausgeprägt.

- *Manukahonig* stammt aus Neuseeland. Er ist ein klarer Honig aus den Blüten des Manukabaums, der als der »Tea Tree« Neuseelands gilt. Die intensiv braune Farbe und der Geschmack erinnern an Karamell, zudem geht das Aroma leicht ins Medizinische. Seine antibakterielle Wirkung ist besonders stark. Wenn man ihn lutscht, hilft er gegen Mund- und Halsentzündungen. Er ist Bestandteil von »Medihoney«, um den es im folgenden Kapitel geht. Das heißt, er wird gereinigt, mit einer weiteren Honigsorte gemischt und dann in Krankenhäusern für äußere Anwendungen genommen.

- *Thymianhonig* stammt meistens aus dem Mittelmeerraum. Er ist dunkel und cremig. Sein Geschmack geht in Richtung intensiv und manchmal leicht bitter. Er hilft gegen Blähungen und Erkrankungen des Magen-Darm-Traktes, fördert die Verdauung, wirkt gegen Würmer. Auch gegen Erkältungskrankheiten lässt er sich gut einsetzen. Er stärkt und regt an.

- *Waldhonig* sammeln die Bienen nicht aus Blüten, sondern von »Honigtau«. Das sind zum einen Aussonderungen von Läusen, Honigtau kann aber auch von den Pflanzen selbst ausgeschieden werden. In Österreich machen um die 80 Prozent der lokalen Honige solche Waldhonige aus. Sie sind dickflüssig, dunkel und schmecken tatsächlich nach Wald, weil sie viele Harze und ätherische Öle enthalten. Gelutscht helfen sie gegen Husten, Halsentzündungen, sogar gegen Lungenkrankheiten; auch gegen Entzündungen der Blase, Nieren und Geschlechtsorgane. Sie sind ein allgemeines Stärkungsmittel. Gegen Pollenallergie wirken sie kaum. Äußerlich angewendet, zum Beispiel bei einer Honigmassage, ziehen sie besonders viele Gifte und Schlacken aus dem Gewebe.

So viel zu der Heilkraft bestimmter Honigsorten. Wenn Sie ein ganz bestimmtes Ziel verfolgen, ist es empfehlenswert, sich an diesen Informationen zu orientieren. Wenn Sie aber einen Honig suchen, der generell heilkräftig ist und guttut und der noch dazu ausgezeichnet schmeckt, dann besorgen Sie sich Blütenhonig von einem Imker aus Ihrer Nachbarschaft. Oder wenn das nicht geht, weil Sie in einer großen Stadt leben, dann von einem Imker aus Ihrer Gegend. Sollte das auch nicht möglich sein, dann schauen Sie auf dem Markt, im Naturkostladen, im Reformhaus oder Spezialgeschäft nach einem Blütenhonig aus der Region. Sagen wir, Sie leben in München. Dann würde ein oberbayerischer oder Allgäuer Blütenhonig passen.

Nur zur Erinnerung: Wenn Sie Honig aus dem Ausland kaufen, spülen Sie das entsprechende Glas nach dem Leeren gründlich mit heißem Wasser aus, bevor Sie es recyceln. So vermeiden Sie die Gefahr, dass hiesige Bienen von den Resten naschen und sich dadurch eventuell schaden.

Honig per definitionem

Die offizielle, juristisch abgesicherte Definition von Honig, festgeschrieben im Lebensmittelgesetz, Verordnung über Honig, vom 21. März 1930, lautet so, dass es sich bei ihm um einen Nahrungsmittelergänzungsstoff handelt. Denn er ist »der süße Stoff, den Bienen erzeugen, indem sie Nektarsäfte oder auch andere, an lebenden Pflanzenteilen sich vorfindende süße Säfte aufnehmen, durch körpereigene Stoffe bereichern, in ihrem Körper verändern, in Waben aufspeichern und dort reifen lassen«.

»Medihoney«[21]

Schon bei Adam und Eva war Honig »Medihoney«, also medizinisch genutzt. Denn seit es Menschen gibt, wurde er äußerlich verwendet, um Wunden heilen zu helfen. Also ist nur die Bezeichnung neu. Sie verleiht dem Ganzen einen wissenschaftlichen Anstrich, außerdem ist sie rechtlich geschützt (mit dem obligaten Zusatz TM für das eingetragene Warenzeichen …).

Es handelt sich um einen der ersten medizinisch zugelassenen Honige, die in Europa, den USA und Australien zur äußeren Versorgung von Wunden in Krankenhäusern verwendet werden dürfen. Er wird aus zwei verschiedenen, besonders geeigneten australischen und neuseeländischen Sorten gemischt. Der neuseeländische ist der bereits erwähnte vom Manukabaum. Seine antiseptische Wirkung ist besonders stark.

Die Universitäts-Kinderklinik in Bonn hat in ihrer onkologischen Abteilung beste Erfahrungen mit dieser Honigmischung gemacht.

Weil die kleinen Krebspatienten ein unterdrücktes Immunsystem haben, heilen bei vielen von ihnen Wunden schlecht. Diese können sich leicht ausbreiten und das Blut infizieren, manchmal stellen sie also eine große Gefahr dar. Seit einigen Jahren behandelt man solche Wunden mit »Medihoney«, und in vielen Fällen wirkt diese Behandlung innerhalb kürzester Zeit, sogar dann, wenn zuvor eine Behandlung mit Antibiotika versagt hat.

Das Besondere am Honig ist, dass er Flüssigkeit aus der Umgebung der Wunde herauszieht und Bakterien einfach vertrocknen lässt. Außerdem stimuliert er die körpereigene Abwehr. Sogenannte Inhibine, die antibiotisch wirken, und andere Stoffe sorgen dafür, dass sich die Wunden quasi von selbst säubern. Sie reduzieren die Zeit der Heilung auf etwa ein Drittel und verhindern eine Narbenbildung.

Die Verbände sind leicht und schmerzfrei zu wechseln, es entsteht dabei kein Schaden an der zarten nachwachsenden Haut. Gerade bei Kindern und Jugendlichen kann ein Verbandswechsel, der wehtut, regelrecht traumatisierend wirken. Wenn die Patienten merken, dass das Abnehmen eines Honigverbands nicht schmerzt, stellt das für sie und auch für die Behandler eine große Erleichterung dar.

Bei akuten Entzündungen wird der Verband bis zu zweimal täglich ausgetauscht. Üblicher ist aber ein Wechsel alle 24 bis 48 Stunden. In Ausnahmefällen wird der Honig bis zu sieben Tage auf der Haut gelassen.

Warum Honig antiseptisch wirkt? Bienen setzen beim Eindicken des Nektars ein Enzym mit dem Namen Glucose-Oxidase frei. Dieses Enzym bringt im Honig stetige winzige Mengen von Wasserstoffperoxyd hervor, ein anhaltend wirksames Antiseptikum. Es agiert gegen Bakterien, ohne die Zellen zu schädigen. So entsteht auch kein schlechter Geruch. Übelriechende Wunden können für Kranke und ihre Angehörigen sehr unangenehm und peinlich sein.

Die meisten Patienten und ihre Familien akzeptieren die Behandlung mit Honig gern, wenn auch manche Eltern zuerst skeptisch sind. Honig – das klingt doch so süß und harmlos? Der Heilerfolg und all die anderen Positiva geben der Vorgehensweise aber in fast allen Fällen recht. Nur ganz wenige Menschen vertragen die Therapie nicht sehr gut, fünf von hundert.

Warum diese Mischung von Honigen aus Australien und Neuseeland so starke Heilqualitäten besitzt, hat, wie schon erwähnt, offenbar mit den in ihnen enthaltenen Pollen zu tun. Doch in dem Artikel[22], der diesem Kapitel zugrunde liegt, heißt es: »Über hundert Substanzen sind Kandidaten für die besondere antibakterielle Eigenschaft dieser Honige, aber der aktive Inhaltsstoff wurde noch nicht identifiziert… Natürlicher Honig aus anderen Quellen kann in einer bis zu hundertfachen Potenz in seiner antibakteriellen Tätigkeit variieren.«

Der Honig besitzt keine unerwünschten Nebenwirkungen auf die behandelte Stelle oder den gesamten Körper, und er ist verhältnismäßig preiswert. Er kann praktisch bei allen

Arten von Wunden verwendet werden, bei Bagatellverletzungen ebenso wie bei Schnitt- und Brandwunden, akuten und chronischen Wunden. Außerdem wirkt er in allen Stadien der Heilung. Bei Diabetikern wird der Blutzuckerspiegel nicht beeinflusst.

Besonders *safe, cheap and effective* – »sicher, preiswert und wirksam« – sei »Medihoney« auch bei der Behandlung von Patienten, die Katheter tragen müssen, zum Beispiel für Dialysen/Blutwäschen. Die Eingänge entzünden sich nämlich regelmäßig. »In unserer Abteilung für pädiatrische Onkologie werden alle Eingänge für zentral venöse Katheter, die irgendein Anzeichen für eine Entzündung… aufweisen, mit medizinischem Honig bedeckt.«

Auch bei der Behandlung von Entzündungen im Mund, die bei Krebspatienten häufig auftreten, hat sich der Honig als sehr wirksam erwiesen.

Vom Verzehr von Honig wird auch hier abgeraten, wenn Kinder unter einem Jahr alt sind. Sie vertragen ihn noch nicht. Doch die äußerliche Behandlung von Wunden zeitigt sogar bei Frühgeborenen ausgezeichnete Erfolge.

Bei der Behandlung von Lippenherpes und Fieberbläschen erweist sich »Medihoney« ebenfalls als wirksam.

Die Erfahrungen sind vielfältig und fast durchweg positiv, und es wird weiterhin intensiv geforscht. Von Dr. Arne Simon von der Universitäts-Kinderklinik in Bonn ist zu erfahren, dass eine enorme Nachfrage nach Informationen besteht. Sie ist so gewaltig, dass er nicht auf alle Anfragen antworten kann.

In der Apotheke kann man »Medihoney« noch nicht kaufen. Die ganze Angelegenheit hat also etwas leicht Verwirrendes an sich: Eine uralte, schonende, dabei höchst effektive Heilmethode wird wieder ausgegraben, an die heutigen Gegebenheiten angepasst und erweist sich auch in unserer Zeit als enorm hilfreich, in einigen Fällen sogar als lebensrettend. Das Interesse in Fachkreisen und in der breiten Öffentlichkeit ist riesig. *Stern* und Westdeutscher Rundfunk, *Süddeutsche Zeitung*, sogar das gestrenge *Deutsche Ärzteblatt* loben, dass medizinischer Honig für die Wundpflege, besonders für die Versorgung von sogenannten Problemwunden wieder interessant ist. Aber er steht bisher nur in Kliniken zur Verfügung, nicht für Privatpersonen oder für Pflegedienste.

Immerhin aber wird in der Studie dafür Verständnis gezeigt, dass »im Notfall« und »in Ländern mit extrem begrenzten medizinischen Ressourcen, wo Ärzte oder andere im Bereich Gesundheitspflege Tätige keinen Zugang zu konventionellen Produkten für die Versorgung von Wunden haben«, Honig von örtlichen Imkern für die Heilung von Wunden verwendet wird. Daraus kann ja nun auch eine Privatperson hier bei uns, die nicht an »Medihoney« herankommt, bestimmte Schlüsse ziehen …

Honigmassage

Unter den vielen unterschiedlichen Bestandteilen des Honigs, die zum Teil noch kaum erforscht sind, befinden sich, wie gesagt, bekanntermaßen Mineralien, Vitamine, Enzyme, Spurenelemente und antibiotische Wirkstoffe, die je nach Art des Honigs variieren. Manche Effekte entstehen erst durch das Zusammenspiel dieser Ingredienzen.

Wenn man ihn äußerlich anwendet, kommen zusätzlich seine Klebeeigenschaften zum Tragen. Durch sie ist es möglich, im Körpergewebe eingelagerte Gifte und Schlacken zu binden und sie ans Tageslicht zu befördern. Gleichzeitig dringen die Wirkstoffe des Honigs über die Haut in den Körper ein. So stellt eine Massage mit Honig eine außerordentlich kraftvolle therapeutische Maßnahme dar und nicht nur, wie man vielleicht zunächst meinen könnte, eine nette kleine Spielerei zur Steigerung des Wohlbefindens.

In der russisch-ukrainischen Volksheilkunde und der tibetisch-chinesischen Medizin spielen Honigmassagen schon seit Jahrhunderten eine wichtige Rolle. In Europa wurden sie bereits im 19. Jahrhundert sporadisch angewandt. Der ukrainische Ingenieur und Heiler Oleg Lohnes entwickelte die Methode weiter und perfektionierte sie. Bis heute handelt es sich aber dabei hier bei uns mehr oder minder um einen Geheimtipp. Im deutschsprachigen Raum gibt es einige Heilpraktiker und andere Therapeuten, die Honigmassagen anbieten. Man muss sie über das Internet oder durch Herumfragen ausfindig machen. Sie haben damit ausgezeichnete Erfolge, zum Beispiel zur Unterstützung der Therapie folgender Leiden:

- Allergien (außer Allergien gegen Honig und andere Bienenprodukte),
- Belastungen durch Gifte wie Alkohol, Antibiotika, Drogen, Nikotin und anderes,
- chronischer Schnupfen und Nebenhöhlenentzündungen,
- Gicht und rheumatische Erkrankungen,
- Kopfschmerzen,
- Leberleiden,
- Muskelverspannungen,
- Pilzerkrankungen,
- Schlafstörungen,
- Schwermetallbelastungen, zum Beispiel durch Amalgam und

- Verschlackung des Gewebes bzw. Ablagerungen im Gewebe.
- Sogar bei Depressionen können Honigmassagen helfen. Im kosmetischen Bereich werden sie zur Reinigung der Haut und gegen Cellulite (Zellulitis) angewandt.

Bei schlimmen Beschwerden sollte man sich über einen gewissen Zeitraum hinweg regelmäßig massieren lassen. Was aber wunderbarerweise auf jeden Fall eintritt, auch bei nur wenigen Behandlungen, ist Folgendes: Die natürliche Entgiftungsfähigkeit des Körpers wird wiederhergestellt. Das Ganze hat also einen bleibenden Effekt.

Massiert werden kann im Prinzip überall am Körper, beispielsweise an schmerzenden Gelenken. Das kann man sogar auch als Patient im Alleingang tun. Meistens aber wird nur der Rücken behandelt, denn zum einen bekommt der/die Massierende ihn als große Fläche gut in den Griff. Zum anderen ist die Haut dort relativ unempfindlich. Und zum Dritten gibt es an ihm, was nur wenig bekannt ist, Reflexzonen. Das heißt, eine Manipulation am Rücken kann auch ganz andere, überhaupt nicht berührte Körperteile bzw. Organe positiv beeinflussen.

Die Patientin oder der Patient legt sich also auf den Bauch auf eine Massageliege, der Rücken ist entblößt. Wer massiert, verteilt qualitativ hochwertigen, naturbelassenen Honig, angewärmt mit den Händen, auf Rücken und Schultern des Patienten; nicht viel, ungefähr die Menge, die auf zwei Teelöffel passt. Da, wo keine Störzonen vorhanden sind, nimmt das Gewebe den Honig problemlos auf. Belastete Zonen lassen ihn nicht rein, und er kann sogar seine Farbe in Richtung Grau verändern. Die Konsistenz wird dort wie Kaugummi.

Jetzt vollzieht der/die Massierende mit den Händen Dreh- und Ziehbewegungen, die einen saugenden und pumpenden Effekt haben. Damit werden die Giftstoffe und Schlacken aus Nahrung, Medikamenten und Umwelt herausgezogen, die sich zum Teil schon über Jahre im Gewebe eingelagert haben. Für den Patienten wird es jetzt ein bisschen unangenehm, zuweilen sogar schmerzhaft. Es kann sich anfühlen, als ob Heftpflaster in großen Streifen von der Haut abgezogen würde.

Nach 15 bis 20 Minuten ist der Honig »erschöpft«. Der Therapeut wäscht die Reste mit einem Waschlappen und warmem Wasser ab. Nach einer kurzen Pause, während der der Patient ein Glas Wasser trinken und sich ausruhen soll, folgt ein zweiter Durchgang. Die gesamte Behandlung dauert etwa eine Stunde.

Anschließend soll der Betreffende viel Wasser zu sich nehmen, um die Entgiftung zu unterstützen, die noch drei Tage lang weitergeht. Er soll zur Körperpflege am Rücken erst mal weder Seife noch Lotion verwenden.

Meistens wird er sich schlapp fühlen und gut schlafen. Es kann durchaus zu einer sogenannten Erstverschlimmerung seiner Beschwerden kommen. Die tritt bei naturheilkundlichen Maßnahmen relativ häufig auf. Sie zeigt aber nur an, dass man sich auf dem richtigen Weg befindet. Sonst gibt es keinerlei unerwünschte Nebeneffekte.

Indikationen und Kontraindikationen

Bei wiederholter Massage werden auch tiefgelegene Schichten und Organe besser durchblutet als zuvor. Dadurch lösen sich Stoffwechselbelastungen, die sich über Jahre, zuweilen

sogar Jahrzehnte angesammelt haben, mehr und mehr auf. –
Und dies ist die Wirkungsweise der Honigmassage:

- die Aktivierung des Immunsystems,
- die Anregung der Organfunktionen,
- eine Entgiftung des Körpers,
- die Harmonisierung des Nervensystems sowie
- die Lockerung des Gewebes,
- die Öffnung der Poren der Haut, sodass noch nach der Behandlung über die Haut entgiftet wird,
- die Optimierung von Schlaf, Entspannungs-, Leistungsfähigkeit und Allgemeinbefinden,
- die Regulierung der Energieverteilung im Körpergewebe und
- die Verbesserung der Durchblutung.

Bei folgenden Beschwerden allerdings sollte man auf eine Honigmassage verzichten:

- Blutungen oder möglichen Blutungen im Körper, zum Beispiel bei Magengeschwüren,
- Hautausschlägen,
- offenen Wunden,
- sehr hohem Blutdruck,
- Thrombosen sowie
- Tumorleiden.

Am Anfang eines Infekts kann man durch eine Honigmassage den Ausbruch manchmal noch abwenden. Wenn jemand jedoch an einer akuten Infektionskrankheit leidet, sollte er erst abwarten, bis es ihm wieder bessergeht. Schwangere sollten sich nicht, sondern erst als junge Mütter auf den Massagetisch eines Honigmasseurs legen bzw. nach dem Abstillen, denn die gelösten Gifte könnten in die Milch gelangen und dem Baby schaden.

Honig und heilende Hände

Ich komme im Sommer 2008 während meiner Recherchen zu diesem Buch zum ersten Mal in den Genuss einer solchen Behandlung. Wobei Genuss nur zeitweise stimmt, denn es gibt auch Phasen, in denen es ganz schön klebt und reißt.

Mir wurde Anita Abinger empfohlen, eine erfahrene Heilpraktikerin mit vielen Zusatzqualifikationen. Sie praktiziert in ihrem Haus in Steinhöring in Oberbayern. Das liegt in der Nähe des reizenden Städtchens Wasserburg.

Sie berichtet mir, dass sie vor einigen Jahren die Honigmassage selbst erlebt und sich danach wunderbar leicht und befreit gefühlt hat. Ihre Therapeutin hat ihr dann beigebracht, wie sie als Massierende vorgehen muss.

Zu Anita Abinger kommen vor allen Dingen Menschen mit rheumatischen Beschwerden und Gicht. Auch solche, die sich Amalgam aus den Zähnen haben entfernen lassen oder die Antibiotika einnehmen mussten. Zur Unterstützung einer Fastenkur oder nach einer Raucherentwöhnung haben Patienten von ihren Honigmassagen ebenfalls enorm profitiert.

Schwerkranken legt sie ans Herz, über einen Zeitraum von mehreren Wochen zweimal wöchentlich zu kommen. Sonst reichen auch schon ein oder zwei Massagen aus, dass der Körper aus eigener Kraft wieder effektiv entgiftet.

Anita Abingers Praxis ist sehr schön eingerichtet und in hellen Farben gehalten. Sofort fühle ich mich wohl und kann mich auf der Liege entspannen. Ihre Hände fühlen sich angenehm und »heilend« an, als sie den Honig auf meinem oberen Rücken, meinem Hals und meinen Schultern verteilt. Sie hat ihn aus ihrem Arsenal instinktiv für mich ausgewählt. Er stammt von den Daxenbergers, die sie gut kennt und deren Honig sie als den besten überhaupt ansieht (siehe das Kapitel »Honig ernten: Gutes von glücklichen Bienen«).

Jeder, den sie massiert, bekommt die Sorte, die er braucht. Waldhonig beispielsweise besitzt die Fähigkeit, besonders viele Giftstoffe aufzunehmen.

Bevor wir unsere Verabredung getroffen haben, hat die Heilpraktikerin mir erklärt, dass man eine Honigmassage am allerbesten bei abnehmendem Mond ansetzt. Denn da ist der Körper in besonderem Maße bereit, sich von Schlacken und Ablagerungen zu trennen. Entsprechend haben wir dann unseren Termin eingerichtet.

Offenbar dringt der Honig schnell in meine Haut ein, denn schon nach wenigen Minuten beginnt er, zu kleben oder, wie Frau Abinger sagt, zu ziehen. Sie zeigt mir ihre Hände. Dort sieht die zuvor durchsichtige Substanz jetzt leicht getrübt aus. Sie sagt allerdings, dass ich nicht viel Gift im Körper habe. Bei anderen Patientinnen und Patienten werde der Honig manchmal dunkelgrau, besonders bei solchen, die rauchen oder geraucht haben.

Nach einigen Minuten fühlen sich für mich die ziehenden Bewegungen, die Anita Abinger mit ihren Händen macht, nicht mehr so angenehm an wie zu Beginn der Behandlung. Das Ganze ist nicht mit einer herkömmlichen Massage zu vergleichen, wie man sie vom Körpertherapeuten oder aus dem Bereich Wellness kennt.

Als es dann beginnt, richtig wehzutun, hört sie auf und wäscht den Honig mit einem Waschhandschuh und warmem

Wasser von meiner Haut. Sie legt ein Tuch über meinen Rücken und vollzieht darauf streichende Bewegungen, die sehr guttun – Stichwort »heilende Hände«…

Dann trinke ich ein Glas Wasser und drehe mich von der Bauch- in die Rückenlage, um für etwa zehn Minuten auszuruhen. Anschließend gibt es eine zweite Runde.

Beim zweiten Durchgang verspüre ich einen ganz leichten Kopfschmerz, und ich merke, wie sich in meinen Nasennebenhöhlen, die schon seit langer Zeit chronisch entzündet sind, etwas bewegt. Dies soll abends, am folgenden Tag und am Tag darauf noch weitergehen. Ich freue mich darüber, denn die Entzündung hat bisher auf nichts angesprochen, auf naturheilkundliche Maßnahmen ebenso wenig wie auf Antibiotika. Ich bin erstaunt über diesen Effekt der Honigbehandlung, denn im Gesicht oder am Kopf ist ja überhaupt nicht manipuliert worden, nur am oberen Rücken. Offenbar hat sie meine Selbstheilungskräfte angeregt, und die kommen laut Anita Abinger immer genau an der Stelle zum Tragen, wo etwas nicht in Ordnung ist.

Natürlich wünsche ich mir, dass der Prozess weitergeht. So frage ich sie, ob ich mir selbst im Gesicht über den Nebenhöhlen eine lokale Honigmassage geben darf. Ja, sagt sie, man könne es überall versuchen. Nur müsse man aufpassen, dass die Haut nicht leidet.

Und genau das merke ich, als ich abends zu Hause nach dem Reinigen meiner Gesichtshaut Honig auftrage und ihn einmassiere. Als er zu kleben beginnt, wird es an der zarten Haut über den Wangen schnell wirklich schmerzhaft. So wasche ich ihn bald wieder ab.

Was ich aber in der Folgezeit häufiger anwende, ist eine Art Honigmaske. Auf das saubere Gesicht gebe ich eine kleine Menge erstklassigen flüssigen Honig, lasse ihn einwirken und wasche ihn nach 10, 15 Minuten ab. Mein Eindruck ist, dass diese Maske der Haut und dem Gewebe gut bekommt, dass auf diese Weise vielleicht sogar ein wenig entgiftet wird.

Anita Abinger berichtet, dass Honig auch bei Cellulite höchst effektiv sein kann. Er nimmt die Schlacken auf oder wenigstens einen kleinen Teil davon, welche die hässlichen Dellen in der Oberschenkelhaut verursachen. Aber nur außen an den Beinen ist die Haut für eine Massage robust genug. Innen ist sie zu zart.

Kinderhaut wäre für eine Anwendung dieser Art viel zu sensibel. »Honig sollen Kinder nur essen«, sagt die Heilpraktikerin. »Er schmeckt und tut ihnen so gut! Wichtig ist, dass man hochwertigen Honig kauft, egal, ob man ihn isst oder für Massagen verwendet. Er muss kristallisieren. Honig, der keine Kristalle aufweist, wurde in irgendeiner Weise behandelt. Er ist nicht mehr das Naturprodukt, das er sein sollte.«

Honiganwendungen auf eigene Faust

Wer keine Gelegenheit zu einer Honigmassage im Sinne dieser traditionellen volksmedizinischen Anwendung hat, die von einer entsprechend ausgebildeten oder angeleiteten Person ausgeführt wird, kann folgende Körperteile selbst mit Honig einreiben:

- die gereinigten Hände oder Füße,
- das gereinigte Gesicht oder
- den frisch geduschten oder gewaschenen Nackenbereich, übrigens eine hochsensible Stelle am Körper, die für eine vorsichtige Zuwendung dankbar ist.

Man sollte den Honig jeweils einwirken lassen und mit warmem Wasser abwaschen. Danach möglichst so belassen und nur das Gesicht, wenn notwendig, mit einer qualitativ hochwertigen, natürliche Inhaltsstoffe enthaltenden Creme einreiben. Im Prinzregentenbad in München stellt der Bademeister zu bestimmten Zeiten Töpfchen mit Honig zur Verfügung. Wer möchte, darf sich bedienen und den Honig auf die Haut am ganzen Körper auftragen, deren Poren durch das Dampfbaden geöffnet sind. Später wird er beim Duschen abgewaschen. Viele Besucher des Dampfbads freuen sich über dieses Angebot, das auch in anderen öffentlichen Bädern im deutschsprachigen Raum besteht.

Solche Honiganwendungen oder die, die man zu Hause macht, wirken zwar nicht so stark wie eine Massage beim Therapeuten. Aber sie können leicht entgiften, den pH-Wert der Haut wiederherstellen oder stabilisieren. Und jenseits von allem anderen besitzen sie einen ausgesprochenen Wohlfühleffekt. Daher sind sie sehr empfehlenswert.

Was übrigens meine Nasennebenhöhlenentzündung betrifft, so habe ich mich nach dem Gespräch mit Anita Abinger davon leiten lassen, dass mein Körper offenbar ausgesprochen positiv auf Bienenprodukte reagiert. Ich habe meinen Hals-Nasen-Ohren-Arzt, der naturheilkundlich orientiert ist, gebeten, mir etwas herauszusuchen, was meinen Heilungsprozess unterstützen kann. Durch die Einnahme von Kapseln, die Propolis in hoher Dosierung enthalten, und die lokale Anwendung in der Nase von spagyrisch[23] aufbereiteter Propolis in Tropfenform bin ich am Ende mit großer Geduld tatsächlich die Entzündung losgeworden, die mich über viele Monate enorm viel Kraft gekostet hat. Zusätzlich geholfen hat mir das Propolis-Nasenspray, das der Apotheker Franz Stibal aus der Propolis seiner eigenen Bienen herstellt.

Aromatherapie mit Honig

Die Schmerzen, die durch Bienenstiche verursacht werden, kann man mit dem ätherischen Öl von Nelken und Ceylonesischem Zimt lindern. Das wurde schon gesagt. Auch das Auftragen von Honig lindert die Beschwerden.

Es gibt auch eine Verbindung zur Aromatherapie, Honig enthält nämlich ätherische Öle und strömt einen ganz charakteristischen Duft aus. Und er wird sehr gern als Emulgator verwendet, das heißt als Mittel, Öl und Wasser zu verbinden. Wenn Sie zu Hause ein Aroma-Fußbad machen wollen, eine Wohltat für müde, schmerzende oder kalte Füße, dann reicht es nämlich nicht aus, das passende ätherische Öl in das Wasser zu geben. Die Tropfen würden auf der Oberfläche schwimmen wie Fettaugen auf der Bouillon, sie würden kaum an die Füße gelangen. Um Öl und Wasser miteinander zu vermählen, damit die Wirkstoffe des Öls sich in der gesamten Flüssigkeit verteilen, können Sie zu unterschiedlichen Substanzen greifen. Essig beispielsweise ist ein guter Emulgator, nur riecht er nicht sehr angenehm. Salz geht auch, aber man muss es eine Zeitlang mit dem Öl verkneten. Honig funktioniert besonders gut, denn er vereinigt sich in Sekundenschnelle mit dem ätherischen Öl. Besonders angenehm ist, dass es sich ja bei beidem um pflanzliche Produkte handelt, die miteinander verwandt sind und optimal harmonieren.

»Ätherisch« bedeutet »himmlisch«

Schon vor rund fünftausend Jahren hat man mit ätherischen Ölen geheilt. Die Idee, den Duft und damit das eigentliche

Wesen einer Heilpflanze einzufangen und für die Gesundheit von Körper und Seele zu nutzen, hat offenbar schon immer einen starken Reiz ausgeübt.

Mit dem Wort *aithér*, von dem unser Wort »Äther« stammt, beschrieben die Griechen die »obere, feine (Himmels)luft«. Im Englischen sagt man *essential oils*. Tatsächlich befindet sich darin quasi die Essenz der Pflanze.

Die Kunst, mit ätherischen Ölen zu heilen, war über lange Zeit in Vergessenheit geraten. Neu entdeckt hat sie der Franzose René-Maurice Gattefossé, der in den zwanziger Jahren den Begriff »Aromatherapie« prägte. Auf der Basis von Gattefossés Lehre gebrauchte der Arzt Dr. Jean Valnet als Sanitäter während des Zweiten Weltkriegs ätherische Öle, um Kriegsverletzungen zu desinfizieren und zu heilen. Er war damit sehr erfolgreich und konnte unzähligen Soldaten helfen. Die Aromatherapie erzielt handfeste Ergebnisse. Sie lediglich als wohlduftende Spielerei anzusehen ist falsch. Gattefossés Buch erschien Ende der dreißiger Jahre. Es dauerte Jahrzehnte, bis sich sein Wissen verbreitete.

Anfang der neunziger Jahre gab es dann eine Hochkonjunktur. Man konnte sich vor aufgezwungenen Düften kaum retten. Aber mittlerweile hat sich die Angelegenheit normalisiert.

Ein Spezialist für Aromatherapie ist der Münchner Arzt Dr. Erwin Häringer. In seiner allgemeinärztlichen Praxis verwendet er neben konventionellen Methoden und Mitteln seit über dreißig Jahren ätherische Öle. Er verfügt also über sehr viel Erfahrung.

Was er an der Aromatherapie besonders schätzt, formuliert er so: »Anders als Medikamente aus der Apotheke, die häufig nur einen einzigen Wirkstoff enthalten, besitzen ätherische Öle viele verschiedene Inhaltsstoffe. Daher rührt ihre

Fähigkeit, den Menschen ins Gleichgewicht zu bringen. Wir Ärzte sagen, sie stellen eine neurovegetative Mittellage her. Was zu schwach ist, wird angeregt. Was zu stark ist, wird beruhigt. Kümmelöl zum Beispiel entspannt den Darm. Bei zu viel Entspannung kann es aber auch wieder anregen.«

Häringer ist Kuratoriumsmitglied beim »Forum Essenzia«, einem Verein für die Förderung, den Schutz und die Verbreitung der Aromatherapie. Das »Forum« wurde Anfang der neunziger Jahre als gemeinnütziger Verein gegründet. Mitglieder sind vor allem Pflegepersonal, Ärzte, Apotheker und Heilpraktiker. Es werden dort Ausbildungen und weltweite Kontakte angeboten.

Häringer arbeitet als wissenschaftlicher Berater und Dozent. In dieser Eigenschaft ist er in erstaunliche Projekte involviert, zum Beispiel in die »Beduftung« vom Gang zwischen Terminal I und II am Frankfurter Flughafen. Dafür werden nicht etwa irgendwelche synthetischen Mixturen eingesetzt, sondern nur erstklassige ätherische Öle. Ziel ist unter anderem, die Luft auf diese Weise von Krankheitskeimen und üblen Gerüchen zu befreien sowie den Passagieren ihr Reisefieber und eventuelle Flugangst zu nehmen.

Immer wieder wird behauptet, dass sich eine aromatherapeutische und eine homöopathische Behandlung nicht vertragen. Dass durch die ätherischen Öle die Wirkung der homöopathischen Medikamente aufgehoben würde. Erwin Häringers Erfahrungen nach trifft das nicht zu. Einzig und allein Kampferöl solle man bei gleichzeitiger Einnahme von Homöopathika meiden.

Für die Wirkung der ätherischen Öle ist aber wichtig, dass sie von bester Qualität und absolut naturrein sind. Vorsicht ist geboten, wenn auf dem Fläschchen »naturidentisch« oder »Essenz« steht. Diese Wörter bedeuten meistens »künstlich«.

Im Zweifelsfall lassen Sie sich im Fachgeschäft oder in der Apotheke beraten.

Weil ein und dieselbe Pflanze unterschiedliche Öle liefern kann, ist es in der Praxis wichtig, den richtigen botanischen Namen anzugeben und eventuell auch den Pflanzenteil, der verarbeitet wurde. Das sind zum Beispiel beim Zimt die Blätter und die Rinde des Baumes. In anderen Fällen handelt es sich um die Fruchtschalen (bei Zitrusfrüchten), Nadeln (bei Nadelbäumen), Knospen (bei der Gewürznelke), Samen (bei Koriander, Anis) oder auch um die ganze Pflanze (bei Melisse, Wilder Kamille, Johanniskraut).

Natürlich spielt für Inhaltsstoffe und Wirkung zusätzlich eine Rolle, wann und wo die Pflanze geerntet wurde, denn Sonnenbestrahlung, Bodenbeschaffenheit und andere Faktoren haben einen direkten Einfluss.

Für jemanden, der sich genauer mit der Aromatherapie beschäftigt, ist zudem hilfreich, die Familien der entsprechenden Pflanzen zu kennen.

Fundamental wichtig für die medizinische Wirkung der Öle sind, wie gesagt, die Qualität und die relative Frische. Generell gilt: Ein Öl sollte nicht älter als drei Jahre sein. Das schreibt Eliane Zimmermann in ihrem umfassenden Werk *Aromatherapie für Pflege- und Heilberufe*. Viele Informationen, die in diesem Kapitel vorkommen, stammen aus ihrem Buch.

Ätherische Öle werden mit folgenden Methoden hergestellt:

- durch *Kaltpressung* (Expression), die nur für die Schalen der Zitrusfrüchte verwendet wird,
- durch *Extraktion* (per Lösungsmittel) und
- durch *Wasserdampfdestillation*.

Bei der Wasserdampfdestillation bleiben als Nebenprodukt Hydrolate übrig, herrlich duftende Flüssigkeiten, welche die wasserlöslichen Bestandteile der Pflanze enthalten. Auch sie sind der Gesundheit außerordentlich zuträglich. Zum Teil handelt es sich dabei um andere als die fettlöslichen Bestandteile.

Bekannt ist das Hydrolat der Rose, das Rosenwasser. Es wird beispielsweise in dem Rezept für die Hautcreme (Cold Cream) verwendet, das Sie im Abschnitt über das Bienenwachs finden (Seite 156).

Rosenwasser spielt auch in der Küche eine Rolle, zum Beispiel bei der Herstellung von Marzipan und anderen süßen Sachen.

Wie wirkt nun eigentlich die Aromatherapie?

Stellen Sie sich vor, Sie betreten einen Raum, in dem es intensiv nach Gewürzen und Orangen duftet. Wahrscheinlich fühlen Sie sich gleich in eine adventliche Stimmung versetzt. Es kann sogar sein, dass tiefe Gefühle aufsteigen, und zwar ohne großes Nachdenken, sondern blitzschnell via Duftinformation.

Genauso läuft es in der Aromatherapie. Über die Nase geht eine Duftinformation direkt ins Gehirn und beeinflusst die Psyche. Wenig später werden der Körper und seine Organe von der chemischen Zusammensetzung des jeweiligen Öls berührt. Weil die Öle eine enorme Konzentration hochwirksamer heilender Substanzen sind, gilt die Aromatherapie als eine besonders intensive Variante der Pflanzenheilkunde.

Die kontrollierte und bewusste Anwendung von natürlichen ätherischen Ölen ist erfolgreich in etwa

- 95 Prozent der Infektionen,
- 75 Prozent der psychischen, nervlichen und hormonellen Störungen,
- 50 Prozent der äußerlichen Entzündungen, Hauterkrankungen und Allergien sowie
- 25 Prozent der Stoffwechselerkrankungen.

So stellt die Aromatherapie eine wirklich nützliche Alternative und Ergänzung zu anderen Behandlungsformen dar. Zudem ist sie überaus angenehm und sinnlich. Und sie fördert bei gefühlsbetonten Menschen, gerade auch bei Kindern, die Heilung nochmal besonders wegen ihres Wohlfühleffektes.

Aber bei bestimmten Ölen treten nicht nur positive, beabsichtigte Wirkungen, sondern auch Nebenwirkungen auf. Einige steigern oder senken den Blutdruck, andere verstärken die Wirkung der ultravioletten Strahlen und können braune Flecken auf der Haut verursachen. Andere fördern Menstruation und Wehen und müssen in der Schwangerschaft vermieden werden. Wieder andere reizen die Haut. Und fast alle können allergische Reaktionen auslösen.

Professionelle Aromatherapeuten setzen ätherische Öle für alle möglichen Zwecke ein. Zum Beispiel verschreiben sie Zäpfchen zur analen oder vaginalen Anwendung gegen bestimmte Darmleiden und Beschwerden im weiblichen Unterleib. In der Apotheke werden diese Präparate mit Kakaobutter und dem entsprechenden Öl speziell für den Patienten oder die Patientin hergestellt. Sie verordnen manchmal auch die Einnahme von ätherischen Ölen. All das wird in diesem Buch nicht empfohlen. Hier geht es nur um Bäder.

Der Allergietest

Wenn Sie testen möchten, ob Sie auf ein ätherisches Öl empfindlich oder sogar allergisch reagieren, vermischen Sie einen Tropfen davon mit ein wenig sogenanntem fetten Öl (Trägeröl), zum Beispiel Mandelöl. Streichen Sie die Mischung auf die Innenseite Ihres Unterarms und lassen Sie die Stelle zwei Tage lang beim Waschen aus. Wenn sich keine Rötung, keine Blasen oder Ähnliches zeigen, vertragen Sie das Öl.

Dieser Test eignet sich auch für Kinder. Bei sensiblen Kindern sollte man aber ätherische Öle ohnehin nicht auf der Haut bzw. für Bäder anwenden, sondern nur ganz gering dosiert in der Duftlampe.

Baden mit den »Top 13«

Um ein Aromafußbad vorzubereiten, geben Sie warmes oder heißes Wasser in eine Fußbadewanne, einen Eimer mit großem Durchmesser oder in eine normale Badewanne, die Sie nur etwa zu 20 Zentimeter füllen. Entnehmen Sie einem Glas Honig 1 TL. Geben Sie 3 bis 4 Tröpfchen vom ätherischen Öl Ihrer Wahl auf den Honig und vermischen Sie beides mit einer Gabel oder mit dem Finger. Rühren Sie die Mischung ins Wasser und baden Sie Ihre Füße so lange, wie Sie es gewohnt sind oder bis sie warm geworden sind. Sie dürfen sie nach dem Bad kalt abduschen, das müssen Sie aber nicht. Trocknen Sie die Füße gründlich ab, auch zwischen den Zehen, und ziehen Sie Strümpfe aus Baumwolle oder Wolle an.

Wenn Sie ein Aroma-Wannenbad nehmen wollen, füllen Sie die Wanne ebenfalls zuerst mit warmem oder heißem

Wasser, bevor Sie die Honig-Öl-Mischung einrühren. Auch hier brauchen Sie nur 1 TL Honig. Sie dürfen etwas mehr ätherisches Öl nehmen, etwa 6 Tropfen. Gehen Sie die Sache aber vorsichtig an. Beim ersten Mal lieber mit weniger beginnen, mit 3, 4 Tröpfchen. Wenn Sie es gut vertragen, können Sie ja beim nächsten Mal etwas höher dosieren.

Falls Sie übrigens daran gewöhnt sind, sich während des Badens die Haare zu waschen – das können Sie jetzt auch tun. Das ätherische Öl verflüchtigt sich nach einigen Minuten, der Honig hat sich in der großen Menge Wasser bestens verteilt. Beides wirkt sich nicht oder nur in Spuren auf Ihre Haare aus. Wenn Sie, sagen wir, 10 oder 15 Minuten lang die Aromatherapie genossen haben, dürfen Sie mit Ihren gewohnten Haar- und Hautreinigungmitteln weitermachen.

Falls Sie nicht viel Zeit haben, können Sie sogar einen Sprung unter die Dusche als kleine aromatherapeutische Maßnahme nutzen. Kleiden Sie sich aus. Lassen Sie 1 TL Honig in Ihre linke Hand laufen. Geben Sie mit der rechten Hand 3, 4 Tropfen vom ätherischen Öl Ihrer Wahl auf den Honig. Vermischen Sie beides mit dem rechten Zeigefinger. Stellen Sie das Wasser kurz an und befeuchten Sie Ihren Körper. Reiben Sie die wohlduftende Powermischung in Ihre Körperhaut ein, nicht in die Gesichtshaut. Vor allem Nacken, Schultern, gesamter Rücken, Kehle, Brust, Bauch und Oberschenkel sind geeignet. Wenn Sie möchten, können Sie sie mit einer angefeuchteten Bürste oder einem nassen Luffaschwamm in die Haut einreiben, sich dann gründlich abduschen und an dem phantastischen Körpergefühl freuen.

Sofern das ätherische Öl, das Sie verwenden wollen, absolut naturrein und von bester Qualität ist, falls es sich eignet, also zum Beispiel nicht zu scharf ist, und wenn Sie es vertragen – was Sie von Öl zu Öl immer wieder testen müssen –, ist die Auswahl unbegrenzt. Auch Mischungen sind selbstverständlich möglich. Im Folgenden finden Sie nur eine kleine Auswahl von ätherischen Ölen, die sich für ein Bad besonders gut eignen und die wunderbar duften. Selbstverständlich wird Ihnen, wenn Sie erkältet sind, ein Aromabad mit Eukalyptusöl helfen. Denn es stärkt, wirkt antibakteriell und löst Schleim. Aber den Geruch von Eukalyptus findet nicht jeder angenehm, denn er geht eher in Richtung »medizinisch«. So steht also Eukalyptus, obwohl für Aromabäder eigentlich geeignet, nicht auf der folgenden Liste der Top 13:

1. *Geranie* (Pelargonium odorantissimum) muntert auf, hemmt Entzündungen, wirkt antiseptisch, regt das Lymphsystem an, wehrt Insekten ab.
2. *Grapefruit* (Citrus paradisi) erfrischt, regt an, wirkt antidepressiv, antiseptisch, gegen Akne und Cellulite (kann in zu heißem Badewasser die Haut reizen).
3. *Ingwer* (Zingiber officinalis) wärmt, regt an, hemmt Entzündungen, wirkt als Aphrodisiakum, gegen Muskelkater und andere Schmerzen, gegen Husten, Erkältung, Grippe (kann die Haut reizen, daher besonders vorsichtig dosieren!). Der Duft passt gut zu Zitrusölen.
4. *Jasmin* (Jasminum officinale) entspannt, stärkt, löst Krämpfe, wärmt, wirkt aphrodisierend. Obwohl der Duft ausgesprochen tief und süß ist, gefällt er auch Männern.
5. *Koriander* (Coriandrum sativum) kräftigt, wärmt, löst Krämpfe, fördert den Schlaf (für Mischungen geeignet).
6. *Lavendel* (Lavandula officinalis) lindert Schmerzen, vor allem Kopfschmerzen, hemmt Entzündungen, pflegt die Haut, löst Krämpfe, entspannt, fördert den Schlaf.
7. *Mandarine* (Citrus reticulata) wirkt antiseptisch, stärkt, erfrischt, heitert auf, beruhigt aber gleichzeitig, fördert

den Schlaf. Der fruchtige Duft ist besonders bei Kindern beliebt.

8. *Melisse* (Melissa officinalis). Diese Pflanze hat durch ihren Namen besonders viel mit den Bienen zu tun, sie wird von ihnen geliebt. Das Öl senkt den Blutdruck, löst Krämpfe, hemmt Entzündungen, fördert den Schlaf, stärkt, beruhigt und heitert auf.

9. *Orange* (Citrus sinensis) wirkt antiseptisch und zusammenziehend, wärmt, beruhigt, muntert auf und fördert den Schlaf.

10. *Rose* (Rosa damaszena) ist entzündungshemmend, entspannend, aufheiternd, krampflösend, desodorierend, pflegt die Haut und wirkt aphrodisierend.

11. *Rosmarin* (Rosmarinus officinalis) wirkt gegen Bakterien und Pilze, hemmt Entzündungen, löst Krämpfe, lindert Schmerzen, regt an, stärkt das Gedächtnis, die Konzentration und die Nerven. Man sollte es nicht abends verwenden, weil es zu sehr stimuliert. Für Schwangere ist es nicht geeignet.

12. *Zitrone* (Citrus limon) erfrischt, stärkt, hemmt Entzündungen, fördert einerseits die Konzentration, andererseits den Schlaf, wirkt gegen Bakterien und Viren.

13. *Zitronengras/Lemongras* (Cymbopogon citratus) wirkt gegen Bakterien, Viren und Pilze, desinfiziert, desodoriert, hilft gegen Akne, fettige und schlaffe Haut, auch gegen Cellulite. Es erfrischt, belebt, hebt die Stimmung, wehrt Insekten ab. Zitronengrasöl kann man fast als eine Art Allheilmittel ansehen, zudem duftet es außergewöhnlich angenehm. Und es kostet nicht viel, weil Zitronengras eine genügsame, weitverbreitete Pflanze ist, deren Öl leicht gewonnen werden kann. Dieses Öl eignet sich also besonders zum Einstieg in die Aromatherapie.

Honig – konzentrierte Sonnenenergie

Der Mensch ist eine lebende Fotozelle

Unsere Evolution hängt tiefgreifend mit unserer Fähigkeit zusammen, Licht aufzunehmen und zu nutzen. Das schreibt der Amerikaner Dr. Jacob Liberman, einer der wenigen »alternativen« Augenärzte, die es weltweit gibt, und gleichzeitig Lichtforscher und -therapeut. In seinem Buch *Die heilende Kraft des Lichts* beschäftigt er sich mit so faszinierenden Themen wie dem, dass Licht das Grundnahrungsmittel für die Augen ist und dass man schon im alten Ägypten und Griechenland mit Farbe und Licht heilte.

In seinem Kapitel über die »Regenbogendiät« schreibt er, dass jede Substanz, die als Nahrung vom Körper aufgenommen wird, eine Reihe chemischer Reaktionen durchlaufen muss, die von einem bestimmten Ausschnitt des elektromagnetischen Spektrums katalysiert bzw. gezündet werden. Zum Beispiel wird für die vollständige Vitamin-D-Synthese ultraviolettes Licht gebraucht. »So benötigt jede vom Körper aufgenommene Substanz die Interaktion mit einem spezifischen Ausschnitt des Spektrums, um vollständig ›verstoffwechselt‹ zu werden.« Fehle dieser spezielle Ausschnitt des Spektrums, also der jeweils benötigte Lichttyp, werde die Substanz nicht vollständig verwertet.

Ein Grund für die Winterdepression, die in vielen nördlichen Ländern verbreitet ist, liegt am mangelnden Sonnenlicht in den kalten Monaten. Die beste Therapie dagegen ist, sich während der hellen Stunden des Tages bewusst viel an der frischen Luft aufzuhalten und eventuell eine sogenannte Vollspektrumlampe zu kaufen, die man jeden Abend einschaltet.

Die Menschen sind laut Liberman genau wie die Pflanzen zu einer Art Photosynthese fähig, die zum Teil über die Haut, zum größten Teil aber über die Augen läuft. Daher ist eine gute Beleuchtung unserer Umgebung und ein regelmäßiger Aufenthalt an der frischen Luft für die Gesundheit unabdingbar.

In seinem bereits mehrfach zitierten Werk *Phänomen Honigbiene* schreibt Professor Jürgen Tautz, Honig sei chemisch gebundene Sonnenenergie. Von den Pflanzen eingefangen, als Zucker im Nektar gespeichert, von den Bienen gesammelt und bearbeitet. Honig sei »die Sonnenenergiebatterie im dunklen Bienennest. Sonnenenergie wird von den Pflanzen eingefangen und als Zucker im Nektar gespeichert. Von dort bedienen sich die Honigbienen und lagern die chemisch gebundene Sonnenenergie als Honig im Nest.« Und dies schreibt ein strenger Naturwissenschaftler …

Mit dem Wissen im Hintergrund wundert es nicht, dass der Verzehr von Honig glücklich macht. Dass er besonders dann, wenn es dunkel und kalt ist, die Seele erhellt und die Wärmeregulierung im Körper anregt. Dass er stärkt und beim Gesundwerden hilft. Dass ein bisschen davon praktisch alle Gerichte aufwertet, egal, ob süß oder pikant. Nicht nur geschmacklich, sondern insgesamt. Und dass sogar krankhaft esssüchtigen und übergewichtigen Menschen in ihrer strengen Diät kleine Mengen dieser »Nahrung der Götter« erlaubt sind, damit ihnen während des Abnehmens die Süße des Lebens nicht ganz abhandenkommt. Bei Übergewichtigen spielt ja häufig eine Depression eine Rolle. Auch dagegen wirkt die konzentrierte Sonnenenergie im Honig.

Die jungen Dicken

Vor wenigen Jahrzehnten sprach man von den »jungen Wilden« und meinte damit Künstler, Maler, Köche, die neue Wege jenseits der eingefahrenen Traditionen gingen und für frischen Wind sorgten.

Angelehnt an diesen Begriff, aber mit einem weniger positiven Hintergrund – kein frischer Wind, sondern eine traurige Flaute –, wählte der Kultursender 3sat für einen Film über die »Generation XXL« am 30. Juni 2008 den Titel »Die jungen Dicken«.

Es gebe heute auf der ganzen Welt mehr über- als untergewichtige Menschen. Besonders junge Leute seien betroffen. Bei uns in Deutschland seien 15 Prozent der Kinder und Jugendlichen übergewichtig, 7 Prozent sogar fettleibig.

Längst sprechen Forscher von einer neuen Volkskrankheit, denn die Kinder entwickeln schon früh Leiden wie »Altersdiabetes« und schwere Herz-Kreislauf-Erkrankungen.

Wie dick jemand wird, steckt nicht nur in seinen Genen, sondern es findet auch im Mutterleib eine Programmierung statt. Dicke Mütter gebären dicke Babys, aus denen dicke Kinder und dicke Erwachsene werden – so einfach ist das.

Zudem machen es ständige »kulinarische« Verlockungen, bequemer Lebensstil und die Möglichkeit, vor dem Computer- oder Fernsehbildschirm die tollsten Abenteuer zu erleben, den Fettzellen leicht. Früher mussten Kinder vor die Tür, um sich mit ihren Freunden an selbstgemachten Abenteuern zu begeistern. Heute geht das alles im Sitzen.

Es ist herzzerreißend, in der Reportage mit anzusehen, wie unwohl sich die grotesk fettsüchtigen Kinder und Jugendlichen in ihrer Haut fühlen. Wie anstrengend für sie sportliche Betätigungen sind, die normalgewichtigen Altersgenossen ein Lebenselixier bedeuten. Und zu hören, welch bescheidene Wünsche und Ziele sie verfolgen: mit ihren Freundinnen in ganz normalen Klamottengeschäften stöbern, nicht in Läden für Übergrößen. Eine Lehrstelle in einem Frisiersalon zu bekommen, für die man selbstverständlich passabel aussehen und normal belastbar sein muss.

In der Berchtesgadener Kurklinik, wo sie monatelang unter fachkundiger Aufsicht abspecken, müssen sie sich zum einen sportlich betätigen. Zum anderen müssen sie dabei helfen, ihre Mahlzeiten zuzubereiten. Sie sind an Schnellimbiss, Tiefkühlpizza und Süßigkeiten vom Kiosk gewöhnt. Daher bedeutet es für sie eine ganz neue Erfahrung, Gemüse zu waschen, zu putzen und zu schnippeln. Zu lernen, wie man Nahrungsmittel bearbeitet, kombiniert, gart, verfeinert, würzt und zu Köstlichkeiten werden lässt, die einen satt und zufrieden, nicht aber dick machen. Im Gegenteil, die einen abnehmen lassen.

Auf Fett, Weißmehl und Zucker wird fast völlig verzichtet. Aber interessanterweise dürfen diese wirklich kranken jungen Leute innerhalb ihrer strengen Diät kleine Mengen guten Honig als Süßungsmittel verwenden.

Dass Honig, in Maßen verzehrt, Übergewichtigen nicht etwa schadet, sondern ihnen sogar nutzt, wurde unter anderem in der bereits genannten österreichischen »Honigstudie« von 2006/07 belegt. Außerdem gab es im Jahr 2006 eine Untersuchung im biochemischen Labor der Abteilung Sportmedizin des Universitätsklinikums Freiburg, die ähnliche Ergebnisse zeigte. Es wurden dort an gesunden Probanden acht Sortenhonige des Deutschen Imkerbundes auf ihre Stoffwechselwirkung hin untersucht. Die Ergebnisse machten deutlich, dass sechs der getesteten acht Honigsorten einen gegenüber einer Kontrollgruppe deutlich niedrigeren Wert des glykämischen Index aufwiesen, was sich »…günstig auf den Gewichtsverlauf bei Übergewichtigen und auf die Entwicklung einer Insulinresistenz auswirken kann«.

Bei der »Glyx-Diät«, welche die Bedeutung dieses glykämischen Index in den Vordergrund stellt, sind geringe Mengen von Honig erlaubt. Die Ernährungswissenschaftlerin Marion Grillparzer empfiehlt sogar den maßvollen Verzehr von Honig, den sie als ausgesprochen hochwertiges Lebensmittel preist. Der Begriff »Glyx« ist Marion Grillparzers Kreation, eine Abkürzung des glykämischen Index. Dieser besagt, wie stark ein Lebensmittel die Bauchspeicheldrüse anregt, Insulin auszuschütten. Solange Insulin im Blut schwimmt, können fettabbauende Enzyme und das Fastenhormon Glukagon nicht wirken, man nimmt nicht ab. Manche Lebensmittel, zum Beispiel die meisten Gemüse und mageren Eiweißprodukte, besitzen einen niedrigen glykämischen Index. Manche, etwa Zucker, Weißmehlprodukte, Fertiggerichte, haben einen hohen. Der glykämische Index von Honig liegt im mittleren Bereich. Er lockt das Insulin nicht so stark wie Zucker und ist daher, in Maßen genossen, kein Dickmacher.

Die Glyx-Diät funktioniert wirklich und eignet sich für Menschen, die sagen: »Ich muss abnehmen. Hungern will ich auf keinen Fall, und ich will auch meinen Körper keinen Mangel leiden lassen. Aber ich bin bereit, mich eine Zeitlang einzuschränken und auf bestimmte Lebensmittel zu verzichten, die mir eigentlich sehr gut schmecken.«

Honig für die Sinne

Die ungarisch-kalifornische Autorin feministischer und spiritueller Bücher Zsuzsanna E. Budapest sagt in *The Goddess in the Office* (»Die Göttin im Büro«), es sei die »wilde Frau«, die einen auf Zucker scharf sein lässt. Damit meint sie einen ursprünglichen Persönlichkeitsanteil, der sich lieber in der Natur aufhält, als in einem Büro eingesperrt zu sein. Ihre Empfehlung lautet, im Schreibtisch ein Glas Honig stehen zu haben und im Moment eines unüberwindlich scheinenden Bedürfnisses nach dem süßen Zeug, das in der Cafeteria wartet, einen kleinen Löffel davon zu lutschen. »Nimm den Honig auf deine Zunge und sende im Geiste eine Botschaft an deine wilde Frau: Dies ist für dich, Liebste. Leck den Löffel ab und genieße den Honig, so langsam du kannst. Er stoppt den Heißhunger auf Zucker sofort, und außerdem stellt er exzellente Gehirnnahrung dar.«

Isabel Allende schreibt in ihrer Mischung aus Memoiren und Kochbuch *Aphrodite*, der Honig sei Nektar der Liebesgöttin. Sein Ruf als Aphrodisiakum sei weit verbreitet. Der hohe Gehalt an den Vitaminen B und C und an Mineralien regten die Produktion von Sexualhormonen an. »Honig belebt erschöpfte Liebende augenblicklich neu, weil der Körper ihn in kürzester Zeit absorbiert.«

Avicenna, der berühmte islamische Arzt, dessen Rezepte im Mittelalter mehrere Jahrhunderte hindurch verfolgt wurden, empfahl Honig mit Ingwer als Mittel gegen Impotenz. Weiter verwendete man Honig bei der Zubereitung von sinnlichen Süßigkeiten, gemischt mit Nüssen, Gewürzen usw.

Rezepte und Gesundheitstipps mit Honig

Im Altertum und im Mittelalter sah man Ernährung noch als tägliche Gesundheitsvorsorge an. Ein guter Koch war ein halber Arzt, eine gute Köchin war eine halbe Ärztin. Honig spielte in beiden Bereichen, in der Medizin und in der Küche, eine wesentliche Rolle, zumal er eins der ganz wenigen Konservierungsmittel war, die zur Verfügung standen. Seine Eigenschaft, Feuchtigkeit anzuziehen, war ebenfalls hochwillkommen, denn sie bewirkte und bewirkt, dass Backwaren nicht austrocknen, sondern saftig bleiben. Die römischen Soldaten erhielten gewürzte Honigkuchen als »Kraftfutter« und Marschverpflegung mit auf ihre beschwerlichen und gefährlichen Einsätze. Die ließen sie sich auch noch nach Wochen und Monaten schmecken. Und sie erfreuten sich an dem wunderbaren, typischen, gleichzeitig festen und weichen Biss, den wir noch heute an unseren adventlich-weihnachtlichen Lebkuchen so schätzen.

Es hat also ein bisschen etwas Willkürliches, zwischen Gesundheit und Küche zu unterscheiden. Honig »ist gesund«, gleichzeitig bedeutet er eine kulinarische Sensation, basta. Ich trenne dieses und das folgende Kapitel vor allem wegen der Übersichtlichkeit.

Bitte beachten Sie, dass auch in den vorigen Kapiteln Rezepte und Tipps mit Bienenprodukten für Gesundheit und Wohlbefinden untergebracht sind. Ein Verzeichnis aller Tipps und Rezepte finden Sie am Ende des Buches.

Noch einmal sei ausdrücklich betont, dass sich Honig für Babys nicht zum Verzehr eignet, weil sie ihn noch nicht verdauen können. Bis zum Alter von einem Jahr ist ihre Darmflora für diesen Genuss noch nicht stabil genug. Danach allerdings empfiehlt sich Honig für Kinder sehr, unter anderem deswegen, weil er den Nahrungsmittelkalk verarbeiten hilft und für feste Knochen und Zähne sorgt.

Allergiker, Diabetiker und Übergewichtige sollen mit Honig vorsichtig sein und ihren Arzt oder Heilpraktiker fragen. Wenn Sie an einer anderen Krankheit leiden und Honig zum Versüßen bitterer Medizin verwenden wollen, sollten Sie sich ebenfalls vorher erkundigen, ob es dagegen etwas einzuwenden gibt. Falls nicht, dann kann aber Honig tatsächlich dem Körper und der Seele bestens helfen.

Zum Versüßen von bitterer Medizin

Manchmal muss man aus gesundheitlichen Gründen Tropfen schlucken, Tee trinken oder eine andere Zubereitung zu sich nehmen, und es schmeckt so ekelhaft, dass es einen schüttelt. Sogar noch etwas Schlimmeres kann passieren, nämlich dass man sich wünscht: »Hoffentlich kann ich das alles überhaupt bei mir behalten.«

In diesem Fall kann Honig Wunder wirken. Sie können einen Tee mit Honig süßen (erst auf 40 Grad oder weniger abkühlen lassen). Wenn es erlaubt ist, können Sie zusätzlich einige Spritzer frischen Zitronensaft hinzufügen, der bringt eine weitere positive Verfremdung des widerlichen Geschmacks.

Die Einnahme von schlechtschmeckenden Tropfen kann man in Honig einbetten, sozusagen: einen kleinen Löffel mit Honig füllen, die Tropfen daraufgeben, beides mit einer sauberen Gabel vermischen und dann schlucken. Oder direkt vor und nach der Einnahme der Tropfen eine kleine Menge Honig lutschen bzw. eine kleine Menge Honig in etwas lauwarmem Wasser durch Rühren auflösen. Mit kaltem Wasser auffüllen. Die Medizin hineintropfen, umrühren und trinken. Die Nase zuzuhalten ist erlaubt…

Beachten Sie, dass manche Medikamente nicht mit Metall in Berührung kommen dürfen. Besorgen Sie sich für diesen Fall einen schönen Löffel aus Kunststoff, Holz, Horn oder Porzellan. Kindern wird das Gesundwerden sehr erleichtert und schmackhaft gemacht, wenn Sie ihnen einen besonderen Löffel für die Einnahme von Tropfen, Lebertran und ähnlichen Seltsamkeiten schenken. Das ist dann ein Zauberlöffel.

Machen Sie ein Spiel aus der Einnahme von Medizin. Geben Sie Laute von sich, die Ihren »Bäh«-Gefühlen Ausdruck verleihen, darüber können sich Kinder köstlich amüsieren. Und wenn der Teil mit dem Honig kommt, erzählen Sie von den freundlichen und fleißigen Bienen. Wie sie aus den Blumen den süßen Nektar eingesammelt und daraus in ihren Waben Honig gemacht haben, damit jetzt alles ein bisschen leichter rutscht.

An der Stelle können Sie einen Song zum Besten geben – der Phantasie sind keine Grenzen gesetzt. Aber Vorsicht: »Is' cool, man!« Wenn Sie sich einmal richtig ins Zeug gelegt haben, kann es gut sein, dass Ihnen genau die gleiche Kasperltheatervorstellung wieder und wieder abverlangt wird.

Sexy spoonful – Honig und Zimt

Leider kam Zimt vor einiger Zeit wegen seines bedenklichen Aromastoffs Cumarin ins Gerede, der vor allem in Cassia vorhanden ist, chinesischem Zimt. Ceylonesischer Zimt enthält davon nur wenig, und er schmeckt ohnehin feiner und angenehmer. Laut Bundesinstitut für Risikobewertung (BfR) ist die tägliche Dosis von 0,1 Milligramm Zimt pro Kilogramm Körpergewicht unbedenklich. Das entspricht etwa einem halben Teelöffel voll Zimt über den Tag verteilt. Mehr wird man freiwillig sowieso nicht zu sich nehmen wollen. Hier gilt genau das Gleiche wie für alles andere: Die Dosis macht's!

Und in der richtigen Dosis ist Zimt, kombiniert mit Honig, ein phantastisches Heilmittel. Studien aus den USA und aus Kanada haben zum Beispiel belegt, dass diese Mischung den Cholesterinspiegel senkt sowie Arterien und Venen belebt. In amerikanischen und kanadischen Seniorenheimen wird dieses Wissen schon umgesetzt. Dort gibt es nämlich morgens Honig mit Zimt als Aufstrich auf Toast oder Muffins, keine Marmelade.

Eine Studie der Universität Kopenhagen zeigt, dass Honig plus Zimt die Schmerzen von Arthritisgeplagten senken. Von 200 Versuchspersonen berichteten 73 bereits nach einer einwöchigen Befolgung der Anweisungen, dass sie schmerzfrei waren. Nach vier Wochen spürten ausnahmslos alle 200 Probanden Erleichterungen. So geht es: Morgens und abends 1 bis 2 EL Honig in einem Glas mit lauwarmem Wasser auflösen. Etwas erstklassigen gemahlenen Zimt zugeben. Kurz ziehen lassen, umrühren und langsam trinken.

Dieses Rezept empfiehlt sich auch gegen Erschöpfung, gegen Blasenentzündungen, zur Stärkung des Immunsystems und zur Förderung der Verdauung. [24]

Gewürzhonig gegen Erkältungen

Dieser Honig lindert Husten, Heiserkeit und Halsschmerzen. Er wirkt dem Schmerz entgegen, wärmt und schlägt Krankheitserreger in die Flucht. Alle Zutaten wirken stark antibakteriell und antiviral.

2 Messerspitzen Zimt, am besten frisch gemahlen

1 Messerspitze Pfeffer oder Piment, frisch gemahlen

2 dünne Scheiben frischer Ingwer, geschält und mit einem scharfen Messer in winzig kleine Würfelchen geschnitten

1 EL hervorragender Honig

Vermischen Sie die Gewürze mit einer Gabel oder einem Essstäbchen mit dem Honig. Nehmen Sie davon mehrmals täglich eine kleine Menge in den Mund und lassen Sie ihn so langsam wie möglich zergehen. Dies ist der beste »Hustensaft«, den Sie sich vorstellen können, und er schmeckt noch dazu wunderbar.

Zimttee gegen Halsschmerzen

Von Anita Abinger, der Heilpraktikerin und Honigmasseurin, stammt das folgende Rezept. Sie sagt, ihre Mutter habe diesen Tee immer dann zubereitet, wenn jemand in der Familie Halsschmerzen hatte. Zwar heiße es, man solle Honig und Zitrone nicht erhitzen. Der Tee habe aber trotzdem hervorragend gewirkt.

3/4 l Wasser

2 bis 3 Zimtstangen

Saft von 1 Zitrone

2 bis 3 EL Honig

Geben Sie Wasser und Zimtstangen zusammen in einen Topf, decken Sie ihn zu. Lassen Sie beides bei geringer Hitze 1/2 Stunde lang köcheln. Schütten Sie den Tee durch ein Sieb. Geben Sie Zitronensaft und Honig hinein und trinken Sie den Tee heiß in kleinen Schlucken. Schmeckt köstlich, besonders Kinder lieben den Geschmack.

 ## Fenchelhonig

Gegen Husten, Heiserkeit und Bronchitis hilft Fenchelhonig, dessen Geschmack Kinder besonders gern mögen.

25 bis 30 g frisch zerstoßener oder gemahlener Fenchelsamen

1/2 l Wasser

500 g Honig

Den Fenchel zusammen mit dem Wasser aufkochen, ziehen lassen und durch ein feines Sieb oder einen Teefilter geben. Abkühlen lassen und mit dem Honig vollkommen vermischen und verrühren. Handelt es sich um kristallisierten Honig, stellen Sie ihn vorher in ein Wasserbad von einer Temperatur nicht über 40 Grad. Sie können immer wieder warmes Wasser nachgießen. In diesem Wasserbad lösen sich die Kristalle, und der Honig wird flüssig.

Füllen Sie den dickflüssigen Fenchelhonig in eine dunkle Flasche. Mehrmals täglich 1 TL davon lutschen und/oder abgekühlten Tee damit süßen.

Dieser Honig kann auch Fenchelgemüse veredeln: Fenchelknollen putzen, waschen, in dünne Scheiben schneiden und in etwas Olivenöl gar schmoren. Mit unraffiniertem Salz und frischgemahlenem Pfeffer würzen. Nach Geschmack mit Fenchelhonig beträufeln.

Mischung gegen Reiz- und Keuchhusten

Menschen mit einem schlimmen Reizhusten und Kindern mit Keuchhusten hilft es, folgende Mischung im Mund zergehen zu lassen. Das lindert den Hustenreiz, was eine enorme Erleichterung bedeutet. Denn ständiger starker Husten kostet viel Kraft.

1 EL frischer oder getrockneter Thymian

3 EL Honig

Den Thymian mit einem Mörser möglichst fein zerreiben. Mit dem Honig vermengen. In kleinen Mengen langsam lutschen.

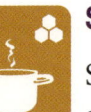

Schwarzkümmelhonig gegen Asthma

Schwarzkümmel hat einen ganz eigenen, scharfen, absolut angenehmen Geschmack. Mit dem strengen von Kümmel oder Kreuzkümmel ist er nicht vergleichbar. Es handelt sich um ein besonders »gesundes« Gewürz, das beispielsweise gegen Asthma wirkt.

Asthmatikern wird empfohlen, mindestens zwei Monate lang regelmäßig dreimal täglich zwei Kapseln mit Schwarzkümmelöl einzunehmen. Beim Kauf der Kapseln (in der Apotheke, im Drogeriemarkt oder Reformhaus) muss auf eine hervorragende Qualität des enthaltenen Öls geachtet werden.

Zusätzlich soll jeden Morgen auf nüchternen Magen 1 TL Schwarzkümmelhonig eingenommen werden. Der Honig kann auch zum Süßen von abgekühltem Schwarztee oder Kräutertee verwendet werden.

2 kleine Knoblauchzehen
2 TL frischgemahlene oder -gemörserte Schwarzkümmelsamen
2 reichlich gefüllte EL Honig

Den Knoblauch so fein schneiden wie möglich, in winzige Würfelchen. Auf diese Weise präpariert, entfaltet er seine Heilkraft besser, als wenn er zerdrückt wird. Zusammen mit dem zerkleinerten Schwarzkümmelsamen unter den Honig mischen. Wenn er aufgebraucht ist, wieder neu zubereiten. Je frischer er ist, umso besser wirkt er.

Inhalieren mit Honig

Faszinierenderweise wurden bei Asthma- und Bronchitispatienten ausgezeichnete Therapieerfolge mit Honiginhalationen erzielt.[25]

Mehr als 400 Patienten mit chronischer Bronchitis waren nach vierzig Tagen Inhalieren völlig beschwerdefrei, bei Asthmatikern gab es ähnlich gute Ergebnisse. Wobei sich Inhalationen allerdings nicht für die Linderung eines akuten Asthmaanfalls eignen.

Folgendermaßen geht es: Lösen Sie eine kleine Menge Honig in etwas warmem Wasser auf und vernebeln Sie die Mischung in einem handelsüblichen Inhalator. So atmen Sie winzige Honigtröpfchen ein. Wenn Sie zusätzlich sechsmal täglich einen Teelöffel voll Honig einnehmen, gelangt eine heilsame Menge davon in den Blutkreislauf und in die Atemwege.

Honig gegen Magen-Darm-Beschwerden

Weil Honig gegen viele Krankheitserreger wirkt, lindert er häufig auch Beschwerden im Magen-Darm-Bereich, zum Beispiel die von Durchfall. In einer Studie an 169 Patienten, die an bakteriell verursachten Durchfällen litten, konnte die Dauer der Beschwerden verglichen mit einer herkömmlichen Therapie wesentlich verkürzt werden.

Am besten nimmt man in diesem Fall Honig in gerbstoffreichem Tee zu sich, zum Beispiel Schwarztee. Der lässt die Darmschleimhäute nach der Belastung wieder etwas härter und widerstandsfähiger werden. Man sollte möglichst viel davon über den Tag verteilt trinken, einen Teil warm oder heiß und ungesüßt, einen Teil abgekühlt und mit eingerührtem Honig. So kann dieser seine antibakterielle Wirkung entfalten. Außerdem führt er dem entkräfteten Körper neue, sofort und direkt verfügbare Energie zu.

Honig für ein starkes Herz

Der Verzehr von Honig und/oder das Süßen von Getränken mit Honig wurde in der Volksmedizin schon immer zur allgemeinen Stärkung sowie zur Stärkung von Herz und Kreislauf empfohlen. Besonders geeignete Tees für die Gesundheit des Herzens sind solcher aus Weißdorn (-blüten, -blättern und -früchten) und aus den stachligen Rosmarinblättern, frisch oder getrocknet. Rosmarintee schmeckt auch noch sehr gut. Er regt an, daher sollte man ihn nicht zu spät nachmittags trinken.

Gegen Blasenentzündungen

Besonders bei Frauen passiert es schnell, dass sich die Harnblase entzündet. Schmerzen, Brennen, Druckgefühl, leicht erhöhte Temperatur oder Fieber sind die Symptome. Eine Blasenentzündung kann leicht chronisch werden. Deswegen sollte man gleich bei den ersten Anzeichen gegensteuern.

In der Apotheke, im Drogeriemarkt oder im Reformhaus gibt es Mischungen von entwässernden Tees, die erstaunlich schnell und tiefgehend wirken können (»Blasen- und Nierentee«). Auch einfacher Brennnesseltee aus frischen oder getrockneten Blättern hilft gut. Nach Anweisung einen Becher voll aufbrühen, abkühlen lassen, mit 1 EL Honig süßen und 25 bis 30 Tropfen Propolis-Tinktur zugeben. Morgens auf nüchternen Magen, mittags und abends vor dem Essen in kleinen Schlucken trinken, eventuell zwischendurch noch einmal. Den Tee immer frisch zubereiten.

Sie können ihn, wenn Sie möchten, zur Hälfte heiß und ungesüßt, zur Hälfte abgekühlt, gesüßt und mit Propolis-Tinktur zu sich nehmen.

Propolis ist genau wie Honig hitzeempfindlich.

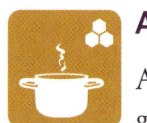

Anismilch zum Einschlafen

Anis und Sternanis stammen von Pflanzen, die nur ganz entfernt miteinander verwandt sind. Trotzdem schmecken sie fast identisch, und auch ihre gesundheitliche Wirkung ist fast dieselbe. Zum Beispiel beruhigen Anis und Sternanis Körper, Seele und Geist. Deswegen helfen sie gegen Schwierigkeiten beim Ein- und Durchschlafen.

Bekannt ist ja, dass ein Glas warme Milch mit Honig eine

angenehme Bettschwere bringt. Genau eine solche Honig-milch bereiten Sie zu: Erhitzen Sie die Menge Milch, Soja-, Reis- oder Hafermilch, die in einen Becher passt. Nicht ko-chen! Lassen Sie sie lauwarm abkühlen und rühren Sie 1 TL Honig ein. Mahlen oder mörsern Sie ein wenig Anis oder Sternanis und streuen Sie davon 2 Prisen in das Gutenacht-getränk ein.

Sie können auch ein Stückchen Sternanis oder einige Samen vom Anis in der Milch mit erhitzen und sie dann durch ein Sieb schütten.

Schmeckt ausgezeichnet!

Zur Unterstützung einer Entwöhnung

Menschen, die sich einer Entwöhnung unterzogen haben, egal ob von Nikotin, Alkohol, Medikamen-ten oder Drogen, sind meist erst einmal geschwächt. Außer-dem haben sie mit der Versuchung zu kämpfen, rückfällig zu werden. Ihnen hilft, wenn sie über den Tag verteilt immer wieder 1 TL erstklassigen Honig lutschen und dies richtig genießen. Auch das Kauen von Waben ist hilfreich. Der Ver-zehr von Äpfeln und die verstärkte Verwendung von Majo-ran stellen weitere Unterstützungen dar.

Karottenrohkost für die Augen

Bekanntlich profitiert die Sehfähigkeit von der Zufuhr an Vitamin A bzw. seiner Vorstufe Beta-Karotin, reichlich vorhanden in Karotten. Eine Rohkost aus frischen, feingeriebenen Karotten, angemacht mit einer Sauce, die unter anderem Honig enthält, dient der Sehfähig-keit und der Gesundheit der Augen.

250 Gramm frische Karotten schälen, gründlich waschen und sehr fein reiben. Mit einer Salatsauce vermischen, die Sie aus folgenden Zutaten herstellen:

4 EL erstklassiges, kaltgepresstes Pflanzenöl

2 EL sehr guter Essig, zum Beispiel Apfelessig, oder frischgepresste Zitrone

1 EL hervorragender Honig

frischgemahlener Pfeffer, unraffiniertes Salz und frischgehackte Kräuter nach Belieben

Schmeckt frisch und fruchtig und macht sich sogar gut auf einem Sonntagsfrühstückstisch.

Aller guten Dinge sind fünf

Aller guten Dinge sind fünf, schreibt Bernd Jürgens in seinem Buch *Hausrezepte der Naturheilkunde*. Fünf Nahrungsmittel seien einmalig in der Natur und unübertroffen in ihrer gesunderhaltenden Wirkung:

1. Zwiebel,
2. Knoblauch,
3. Bockshornklee,
4. Apfel und
5. Honig.

Zu all diesen Nahrungsmitteln liefert Jürgens grundlegende Informationen sowie Tipps und Rezepte, die man zu Hause anwenden kann.

Über den Honig schreibt er unter anderem, dass er sich optimal für die Behandlung schwerer Leberleiden eigne.

(Genau dafür wird Honig auch in der Traditionellen Chinesischen Medizin genommen.)

Er betont, wie wichtig es ist, Honig kühl und lichtgeschützt aufzubewahren. Wenn man dies beachte, behalte er fast unbegrenzt seine antibakterielle Wirkung.

Gegen eine verstopfte Nase und einen Katarrh in der Stirn- oder Kieferhöhle empfiehlt er, jede Stunde ein etwa 2 Kubikzentimeter großes Stück Wabe etwa 20 Minuten lang zu kauen und dann auszuspucken. Zusätzlich solle man nach den drei Hauptmahlzeiten jeweils 1 TL Honig zu sich nehmen.

Jürgens schreibt: »Kinder, die reichlich Honig erhalten, weisen wesentlich gesündere Zähne und festere Knochen auf als andere Kinder, weil durch den Honig der Nahrungsmittelkalk viel besser verarbeitet wird.«

In Norwegen erhalten seiner Aussage nach Schulkinder morgens eine Mahlzeit, die als »Oslo-Frühstück« bekannt ist. Es besteht aus feingeriebenen rohen Karotten, vermischt mit Haferbrei und Honig. Die dortigen Gesundheitsbehörden hätten festgestellt, dass sich durch dieses Frühstück der Gesundheitszustand der Kinder erheblich verbesserte. Ihre Auffassungsgabe und ihre Gedächtnisleistung hätten sich enorm gesteigert, Schulmüdigkeit sei seltener geworden.

Honigkur

Aus der Volksmedizin stammt diese Kur, die laut Bernd Jürgens auch dort noch helfen kann, wo jedes andere Mittel versagt hat, bei schweren, schwer heilbaren und chronischen Krankheiten. Man muss dabei auf einiges verzichten, auf Kaffee, schwarzen Tee, Alkohol, kohlensäurehaltige Getränke wie Cola und Limonade, Essig, größere Mengen scharfer Gewürze, Schweinefleisch und -fett sowie Zucker in jeder Form.

Erlaubt sind Obst, Gemüse, etwas Fleisch, alle leichtverdaulichen Speisen. Es soll viel rohes Sauerkraut verzehrt werden. Für die Kur an sich benötigt man folgende Zutaten:

50 g getrocknete Schafgarbe (herba millefolii cum floribus)
50 g Kamillenblüten (flores chamomillae)
Hervorragenden Honig

Die Kräuter gut vermischen. Von dieser Mischung 1 TL mit der heißen Wassermenge aufgießen, die 1/2 Tasse füllt. Ziehen lassen, durchsieben und auf Trinkwärme abkühlen lassen. Dann den Honig folgendermaßen hinzugeben:

1. Woche: 1/2 TL.
2. Woche: 1 TL.
3. Woche: 1 1/2 TL.
4. bis 7. Woche: 2 TL.
8. Woche: wie 3. Woche.
9. Woche: wie 2. Woche.
10. Woche: wie 1. Woche.

Wenn der Honig aufgelöst ist, 1/2 Tasse Tee in kleinen Schlucken trinken, und zwar 1 Stunde vor dem Frühstück, 1 Stunde vor dem Mittagessen und 1 1/2 Stunden nach dem Abendessen, das nicht zu spät eingenommen werden sollte. Der Tee soll jedes Mal frisch aufgebrüht werden. Die Kur kann nach einer Pause von 3 Wochen wiederholt werden.

Apfelessigkur

Jürgens schreibt, bei nahezu allen Krankheiten, zum Beispiel bei entzündlichen Prozessen, Gelenkerkrankungen, Rheumatismus, Übergewicht, Hautkrankheiten, Asthma, Allergien, Schlaflosigkeit, außerdem zur Wasserausscheidung, zur Vorbeugung gegen Krankheiten und zur generellen Kräftigung des Körpers, sei eine Apfelessigkur ein Geheimtipp.

Füllen Sie ein großes Trinkglas oder einen Kaffeebecher zu 3/4 mit abgekochtem Wasser. Lassen Sie es so weit abkühlen, bis es lauwarm ist, und geben Sie 2 TL Apfelessig sowie 2 TL erstklassigen Honig dazu. Rühren Sie, bis sich der Honig vollständig aufgelöst hat. Nehmen Sie dieses Getränk morgens auf nüchternen Magen zu sich, mittags und abends vor den Mahlzeiten noch einmal die gleiche Menge. Schmeckt süßsauer, nicht schlecht.

Apfelessig gibt es im Naturkostgeschäft und im Reformhaus.

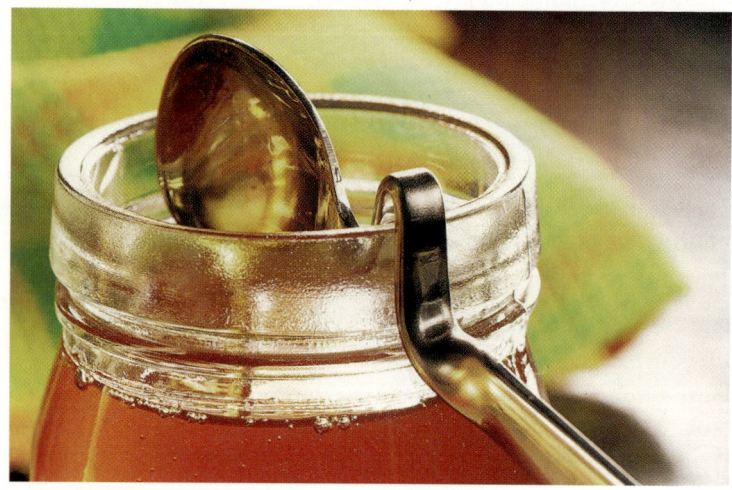

Kulinarisches mit Honig

Wer schon einmal in Griechenland war, kennt sicher den herrlich schweren Joghurt, der mit Berghonig serviert wird – ein außergewöhnlicher Gaumenkitzel. In der Türkei gibt es Mandeln, Nüsse, Pistazien, Schwarzkümmel in Honig eingelegt. Diese Mischung verführt dazu, sich immer wieder einfach so mit dem Löffel zu bedienen – ein Traum.

Honiggebäck, Honigeis, mit Honig gesüßte Fruchtsalate und Kompotte – all das überrascht keineswegs. Dabei eignet sich Honig aber nicht nur zum Aufjazzen von Süßspeisen, sondern auch für pikante Gerichte. So empfiehlt der Gewürzexperte Ingo Holland in der Ausgabe 2/2008 der Zeitschrift *essen & trinken* die erstaunliche Kombination von Honig und Kardamom zu Käse. In ihrem bereits zitierten Buch *Honig* schreiben Jane Charlton und Jane Newdick, Honig habe in der Kochgeschichte der Vergangenheit eine bedeutende Rolle gespielt, die in der modernen Zeit eine Renaissance erlebe. Man beizte Fleisch, Geflügel, Fisch damit. Der süßliche Geschmack vieler Gemüsesorten komme durch Honig besser zur Geltung, Reis und andere neutral schmeckende Getreidesorten könnten durch Kräuter, Gewürze und Honig zu regelrechten Wunderwerken werden. Dressings und Vinaigretten mit Honig runden ihrer Erfahrung nach Vorspeisen und Salate erst richtig ab.

Bei kalten Gerichten kommen die Heilqualitäten vom Honig zum Tragen, bei heißen nicht. Da geht es nur um den typischen Geschmack, aber das ist ja legitim.

Von den beiden Autorinnen stammen die folgenden drei Gemüserezepte.

Gebackener Honigkürbis

Dieser karamellisierte Kürbis eignet sich als Beilage oder als Teil einer Gemüseplatte. Sie dürfen jeden orangefarbenen Kürbis dafür nehmen. Die angegebene Menge reicht für vier Beilagen.

500 g Kürbis ohne Schale und Kerne (Hokkaidokürbis braucht nicht geschält zu werden, den müssen Sie nur waschen und entkernen)

3 EL leicht erwärmter Honig

30 g Butter

1/2 TL frischer, gehackter oder getrockneter Rosmarin

Etwas unraffiniertes Salz

Heizen Sie den Backofen auf knapp 200 Grad vor. Schneiden Sie den Kürbis in Scheiben von etwa 1/2 Zentimeter Dicke. Halbieren Sie die Scheiben, sodass Halbkreise entstehen. Geben Sie den erwärmten Honig in eine Schüssel und wenden Sie die Kürbisstücke darin, bis sie gleichmäßig bedeckt sind. Arrangieren Sie sie in einem feuerfesten Gefäß oder auf einem Blech. Träufeln Sie den restlichen Honig darüber, setzen Sie Butterflöckchen darauf und bestreuen Sie das Ganze mit Salz und Rosmarin.

Backen Sie den Kürbis 30 bis 35 Minuten lang. Er soll goldbraun aussehen.

Ingwerkarotten

Auch dieses Gericht eignet sich als Beilage oder Teil einer Gemüseplatte. Die angegebene Menge reicht für vier Beilagen.

60 g Butter

Etwa 500 g gewaschene, geschälte, in 5 cm lange Stücke geschnittene Karotten

5 cm Ingwerwurzel, geschält und in Streifen geschnitten

1 EL flüssiger Honig

Nach Geschmack: frischgemahlener Pfeffer, unraffiniertes Salz, Kümmelsamen (Letzterer darf auch wegfallen)

Schmelzen Sie die Butter in einer großen Pfanne. Geben Sie die Karotten und den Ingwer dazu und dünsten Sie die Mischung einige Minuten lang. Fügen Sie den Honig hinzu und lassen Sie die Karotten so lange schmoren, bis sie weich, aber noch bissfest sind. Streuen Sie die Gewürze darüber, kochen Sie das Gericht noch einmal auf und servieren Sie es.

 ## Chinesische Gemüsepfanne mit Honig

Wok-Gerichte erhalten ihre spezielle Konsistenz und den frischen Geschmack durch die Methode »rühren und braten«. Wenn Sie einen Wok besitzen – perfekt! Wenn nicht, nehmen Sie eine Pfanne mit schwerem Boden. Die angegebene Menge reicht für vier Personen.

2 EL Sesamöl

2 grobgehackte Knoblauchzehen

1 gelbe Paprikaschote, in schmale Streifen geschnitten

8 kleingeschnittene Frühlingszwiebeln

150 g Zuckerschoten (Erbsen, die mit den zarten Schoten verwendet werden)

180 g Sojabohnenkeimlinge

200 g Pak Soi (chinesischer Kohl), gewaschen und verlesen, aber nicht zerkleinert

2 EL Sesamsamen

2 EL Sojasauce

2 EL flüssiger Honig

Das Sesamöl im Wok oder in der Pfanne erhitzen. Knoblauch und Paprikaschote dazugeben, umrühren und braten, bis die Paprika an den Rändern braun wird. Danach Frühlingszwiebeln und Zuckerschoten ein bis zwei Minuten lang unter Rühren braten. Sojabohnenkeimlinge, Pak Soi, Sesamsamen, Sojasauce und Honig hinzufügen und weitere zwei bis drei Minuten unter Rühren braten. Mit Reis servieren.

Tomatensuppe

In mehreren Ausgaben des Magazins der *Zeit* offerierte der bekannte Gourmetjournalist Wolfram Siebeck seinen Leserinnen und Lesern im Sommer 2008 »Die Geheimnisse der einfachen Küche«. In einem der Beiträge beschrieb er beispielsweise, wie man die perfekte Tomatensuppe macht. Sein Grundrezept enthält keinen Honig, er ermutigt aber dazu, es zu variieren, zum Beispiel mit geriebenem Ingwer, gehacktem Dill, Reis oder Ähnlichem.

Weil Tomaten ja von sich aus schon leicht süßlich schmecken, enthält Siebecks Rezept Zucker. Diese Zutat wird im Folgenden durch Honig ersetzt. Die angegebene Menge reicht für vier Personen.

1 kg Tomaten

1 EL Butter

1 Zweig Estragonblätter

1 l Hühner- oder Gemüsebrühe

Meersalz

Honig nach Geschmack

Cayennepfeffer

4 EL Crème fraîche

Einige Basilikumblätter

Die Tomaten vierteln oder, wenn sie sehr klein sind, halbieren. Die Butter in einem Topf heiß werden lassen und die Tomatenstücke dazugeben. Unter ständigem Schütteln dünsten. Den Estragon dazugeben, mit etwas Wasser auffüllen und kochen lassen, bis die Tomatenstücke zerfallen. Dann durch ein feines Sieb in einen anderen Topf hineinpassieren. Wieder auf den Herd stellen, die Brühe dazugeben und einkochen lassen. Wenn die gewünschte Konsistenz erreicht ist, mit Salz, Honig und Pfeffer abschmecken. In tiefe Teller füllen, in die Mitte einen Klecks Crème fraîche geben und mit zerrupften Basilikumblättern bestreuen.

Klassische Salatsauce mit Honig

In einem anderen Teil der Serie beschäftigt sich Siebeck mit der Frage: Wie macht man die perfekte Salatsauce? Die Mengen, die er für vier Personen angibt, erscheinen sehr gering. Aber er meint bestimmt einen Beilagensalat auf einem kleinen Tellerchen, vitaminreiches Extra zu einem Menü.

Honig ist in diesem Rezept nicht vorgesehen, aber auch hier ermuntert er zu Variationen. Meine ist die mit Honig, die hervorragend zu allen nur denkbaren Salaten schmeckt. Es besteht eine gute Chance, dass Kinder, die normalerweise keinen Salat anrühren, hierbei zugreifen. Sie mögen besonders gern Salat aus gekochtem Gemüse, zum Beispiel Karotten, Hokkaidokürbis oder Fenchel.

2 TL Essig
1 Prise Salz
Pfeffer aus der Mühle
1/2 TL Löwensenf
1/2 bis 1 TL Honig nach Belieben
6 TL Olivenöl

Essig, Salz, Pfeffer, Senf und Honig verrühren. Mit dem Schneebesen das Öl unterquirlen, bis die Sauce sämig und trübe wird. Über den gut gewaschenen, in mundgerechte Stücke gezupften und getrockneten Salat gießen.

Honig-Senf-Vinaigrette

Hier ist noch eine spezielle Salatsauce mit Honig:

1 EL Löwensenf
1 EL klarer, flüssiger Honig
1 TL frischgemahlener Pfeffer
2 EL Essig oder frischgepresste Zitrone
6 EL kaltgepresstes Pflanzenöl
Unraffiniertes Salz nach Geschmack

Die Vinaigrette genauso zubereiten wie bei der Salatsauce beschrieben. Eventuell noch frische, feingehackte Kräuter wie Schnittlauch, Melisse oder Dill hinzufügen.

 ## Honigdip

Elisabeth de Lestrieux, eine bekannte holländische Kochbuchautorin und Fernsehköchin, geht in ihrem schönen, reichillustrierten Buch »Honig für Feinschmecker« auf die geschmacklichen Besonderheiten unterschiedlicher Honigsorten ein. Und sie präsentiert eine Fülle von außergewöhnlichen Rezepturen. Ein Grundrezept, das mit jedem Honig gelingt, ist ihr Honigdip:

4 EL Honig

2 EL Cognac, Whisky oder Obstler

2 EL frischgepresster Orangensaft

Die Zutaten miteinander verrühren. Der Dip passt zu süßen Gerichten, zum Beispiel frittierten Holunderblüten, aber auch zu pikanten, etwa Gemüsefondue.

 ## Süß-pikanter Gemüsemix

Von ihr stammt auch das folgende Gemüsegericht. Die angegebene Menge reicht für vier Personen.

250 g winzig kleine Kartoffeln

250 g dünne Karotten

250 g Stangensellerie (nur die zarten Teile)

1 1/2 l Gemüsebrühe

Etwas Butter oder Pflanzenöl

1 bis 2 EL Honig

Salz und Pfeffer

Die Kartoffeln waschen und schälen, die Karotten waschen, schälen und längs in 4 Teile zerschneiden, sodass Streifen entstehen. Beides zusammen 10 Minuten lang in Salzwasser vorkochen. Den Sellerie waschen und in schmale Streifen schneiden. In einem Topf die Gemüsebrühe erhitzen, ein Stück Butter oder 1 EL voll Pflanzenöl zugeben. Die vorgekochten Karotten und Kartoffeln sowie den rohen Sellerie darin bissfest kochen, mit Salz und Pfeffer abschmecken. Fast alle Brühe abgießen und den Honig auf das Gemüse geben. Vorsichtig wenden und karamellisieren lassen.

Bei diesem Gericht, zu dem Sie Rührei oder gebratenen Tofu servieren können, werden sogar Leute schwach, die sonst kein Gemüse mögen.

Honigbutter

Das folgende ist ebenfalls ein Grundrezept von Elisabeth de Lestrieux. Honigbutter kann man mit Kräuterbutter vergleichen, nur dass der Geschmack in Richtung »süß« geht. Dabei schmeckt Honigbutter aber nicht nur als Aufstrich auf süßen Brötchen, Honigkuchen, Muffins oder Brot. Sondern sie passt auch zu pikanten Gerichten und kann wie Kräuterbutter verwendet werden.

Auf 250 Gramm weichgerührte Butter gibt sie ganz nach Belieben 2 TL bis 2 EL Honig plus beispielsweise 1 EL feingehackte Kapuzinerkresse, kombiniert mit 2 EL kleingeschnittenen Blüten von der Kapuzinerkresse. Auch 2 EL feingehackte Minze, andere gehackte frische Kräuter, abgeriebene Orangen- oder Zitronenschale, Orangenblüten-, Rosenwasser und dergleichen eignen sich als Zutaten. Sie werden in die Butter hineingerührt.

Auf eine Aluminiumfolie oder ein ausreichend großes Stück Pergamentpapier wird noch etwas von den Kräutern, abgeriebenen Fruchtschalen usw. gleichmäßig verteilt. Darauf wird die Butter gegeben. Das Ganze wird so zu einer Wurst oder einer Art überdimensionalem Knallbonbon zusammengerollt, dass die Enden verschlossen sind. Im Kühlschrank fest werden lassen, von dem Papier befreien und in Scheiben schneiden. Sieht kreativ und appetitlich aus, schmeckt vorzüglich.

Getränke mit Honig

Schon beim Honigdip-Rezept stellt man fest, dass Elisabeth de Lestrieux mit Hochprozentigem keine Berührungsängste hat. Vielleicht liegt es am Erscheinungsjahr ihres Buches (1995). Mittlerweile jedenfalls und hier bei uns im deutschsprachigen Raum geht man mit der Propagierung von Alkoholika vorsichtiger um. Alles andere wäre politisch inkorrekt. Daher hier nur in wesentlich verkürzter Form, was sie über die Verwendung von Honig in hochprozentigen Getränken schreibt.

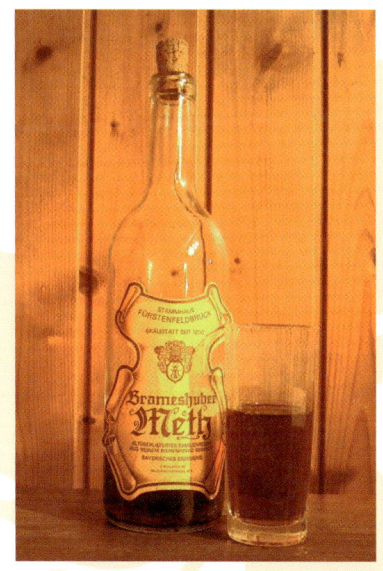

Zahlreiche Liköre werden mit Honig aromatisiert, der bekannteste heißt »Irish Mist« (»Irischer Nebel«). Er stammt aus Tullamore in Irland.

Nach wie vor wird Met gebraut, der sich auch »Hydromel« nennt. Das ist ein auf Honig basierendes Getränk der alten Römer, der Gallier, Germanen und Angelsachsen. Es enthält ungefähr 8 Prozent Alkohol. In anderen Quellen ist zu finden, dass Met schon seit mindestens 6000 Jahren gebraut wird. Die Basis sind Honig, Wasser, Malz und Hefe.

Plinius schreibt, die Bewohner Britanniens, früherer Name: »Honiginsel«, tränken ungeheure Mengen davon.

Bis heute wird Met gebraut und konsumiert. Im Winter bietet man auf dem berühmten Viktualienmarkt in München heißen Met an, so, wie es dort auch Glühwein gibt. Ich persönlich finde den Geschmack seltsam, leicht bitter und nicht sehr angenehm.

Natürlich kann man Glühwein, heißen Apfelwein, heißen Saft, alle Arten von Tee wunderbar mit Honig süßen. Dass er aber keine Hitze verträgt, wurde schon ausführlich erklärt. Daher bringt Honig in heißen Getränken keine wirklichen Vorteile für das körperliche Wohlbefinden, nur den typischen, vollmundigen Geschmack.

Ein Grundrezept für kalte Getränke aber kombiniert beides, Geschmack und »Power«:

Verrühren Sie in einem Trinkglas die Menge von 1 TL bis zu 1 EL Honig mit etwas warmem Wasser, bis er ganz aufgelöst ist. Geben Sie dazu beispielsweise folgende kalten Getränke:

- Wasser,
- Mineralwasser mit Kohlensäure,
- Fruchtsaft/mit Wasser verdünnten Fruchtsaft,
- Bio-Limonade,
- abgekühlten schwarzen oder grünen Tee,
- Kräuter- oder Früchtetee.

Fügen Sie einige Eiswürfel dazu und garnieren Sie diesen »Honigcocktail« mit frischen Minze- oder Melissenblättern oder Fruchtscheiben. Sie können frische Beeren durch ein Sieb streichen und das Resultat über die Eiswürfel in das Getränk hineinlaufen lassen, wodurch attraktive bunte Schlieren entstehen. Sie werten das Ganze auch noch geschmacklich auf. In diesem Rezept steckt eine gigantische Variationsbreite, sowohl was die Präsentation als auch was das Aroma betrifft.

Prosit! (Das bedeutet ja schließlich: »Es nütze!«)

Hilfe bei Kochunfällen

Wenn Ihnen beim Kochen etwas schiefgegangen ist, brauchen Sie das Ergebnis nicht unbedingt zu entsorgen. Manchmal ist nämlich mit den folgenden Profitipps noch etwas zu retten. Honig spielt dabei eine wichtige Rolle.

- Ist das Essen zu sauer oder zu würzig geraten, nehmen Sie zum Ausgleich Fett oder Süße, zum Beispiel Butter, Sahne, Crème fraîche, Zucker oder Honig.
- Ist es zu salzig geworden, nehmen Sie Säure oder Süße, zum Beispiel Essig, Zitronen-, Limonensaft, Zucker oder Honig.
- Ist es zu süß, nehmen Sie Säure oder Würze, zum Beispiel Limetten-, Zitronensaft, Chili- oder Kaffeepulver.

SCHLUSSWORT:

Von den vier Elementen

Was auf diesem Planeten lebendig ist, wird durch drei wesentliche Kriterien bestimmt: Energie, Materie und Information. Vom Einzeller bis zum Elefanten und, ja, natürlich bis zum »Bien« – Energie, Materie, Information. Sinngemäß beschreibt es so Professor Jürgen Tautz. Eine interessante Formel! Sie erinnert mich sofort an die Elementenlehre:[26] Feuer (Energie), Erde (Materie) und Luft (Information). Fehlt nur das Element Wasser, das unter anderem für Gefühl und Liebe steht.

Jürgen Tautz legt als Naturwissenschaftler sein Augenmerk nicht darauf. Deswegen enthält sein Text diese Dimension nur in der Hinsicht, dass klar wird: Er liebt sein Thema, er liebt die Bienen.

Mein eigener Hintergrund aber ist ein geisteswissenschaftlicher. Zusätzlich spielt das Spirituelle für mich eine wesentliche Rolle. Und der Viererrhythmus der Elementenlehre besitzt für mich eine große Bedeutung. Also achte ich schon seit vielen Jahren darauf, dass in den unterschiedlichen Bereichen meines Lebens und meiner Arbeit, auch in meinen Büchern, alle Elemente zum Zuge kommen.

Hier ist es so: Die Einleitung beschreibt die Idee zu diesem Buch, den zündenden Funken (Feuer), und sie fasst zusammen, worum es gehen soll.

Es folgt der Teil, in dem ich die Informationen (Luft) zusammengetragen habe, die man braucht, um alles zu verstehen.

Für die australischen Ureinwohner waren es die Songlines, die Linien und Wege der Lieder und Geschichten, welche die Menschen mit ihrem Land, der Natur und dem Großen Ganzen verbanden, welche ihre Gefühle und ihre Liebe ausdrückten. Die »Traumzeit«, die Welt der Mythen, war für sie genauso relevant wie die reale Zeit. Wie der reale, zum Teil für sie außerordentlich mühselige Kampf ums Überleben. Hier widme ich die Kapitel über die Popkultur und Mythologie dieser Dimension (Wasser).

Schließlich geht es darum, was mit all den Informationen anzufangen ist. Wie können Sie für Ihre Gesundheit, Ihr Wohlbefinden und Ihren Genuss mit dem umgehen, was uns die kleinen Brummer schenken? Und last, but not least, was können Sie tun, damit die Bienen nicht verschwinden, sondern sich weiterhin ihres Lebens freuen? Das ist die materielle Ebene (Erde).

Peter Dawkins, britischer Architekt und Geomant, von Kindheit an außerordentlich sensitiv begabt, hält überall auf der Welt Seminare und leitet Pilgerreisen (siehe Adressteil). Bei dieser Arbeit spielt die Elementenlehre immer eine Rolle. Er sagt dazu: »Die Idee der Elemente ist ein Teil des Lebens. Sie ist in unseren Weisheitstraditionen verankert. Die meisten Traditionen überall auf der Welt haben vier Hauptelemente, die in das fünfte münden, die Quintessenz, und die ist meist das Licht. Die vier Elemente Erde, Wasser, Luft und Feuer repräsentieren Zustände des Seins, nicht nur physikalische Zustände, auch psychologische. Wir sprechen über eine ›erdige‹ oder ›luftige Person‹, und die meisten Leute wissen sofort, was gemeint ist.«

Auf den Medizinrädern der Indianer werden die vier Elemente, die unter anderem auch mit den vier Himmelsrichtungen zu tun haben, in unterschiedlichen Reihenfolgen genannt und durchgegangen. In anderen Reihenfolgen als der von Dawkins, bei welcher die Alchemie im Hintergrund steht. Dazu Dawkins: »Die unterschiedlichen Stämme haben ihre Mysterienschulen mit ihren Medizinrad-Systemen. Wenn sie durch die Einweihungen gehen, lernen sie unterschiedliche Anordnungen auf dem Medizinrad. Nach jeder

Einweihung müssen sie eine völlig neue Anordnung lernen. Das hat den Sinn, dass sie sich nicht dogmatisch fixieren. Am Ende gelangen sie an die Basis von zwölf oder dreizehn Ebenen. Das ist die Ebene, die alles miteinander verbindet. Und mit dieser Reihenfolge arbeite ich.«

In jedem seiner Seminare erklärt er den alchemistischen Prozess, bei dem durch die vier Elemente die Quintessenz »Äther« entsteht, das heißt Licht, am Beispiel des Entzündens einer Kerze. Weil in früheren Zeiten bei uns für die Pro-

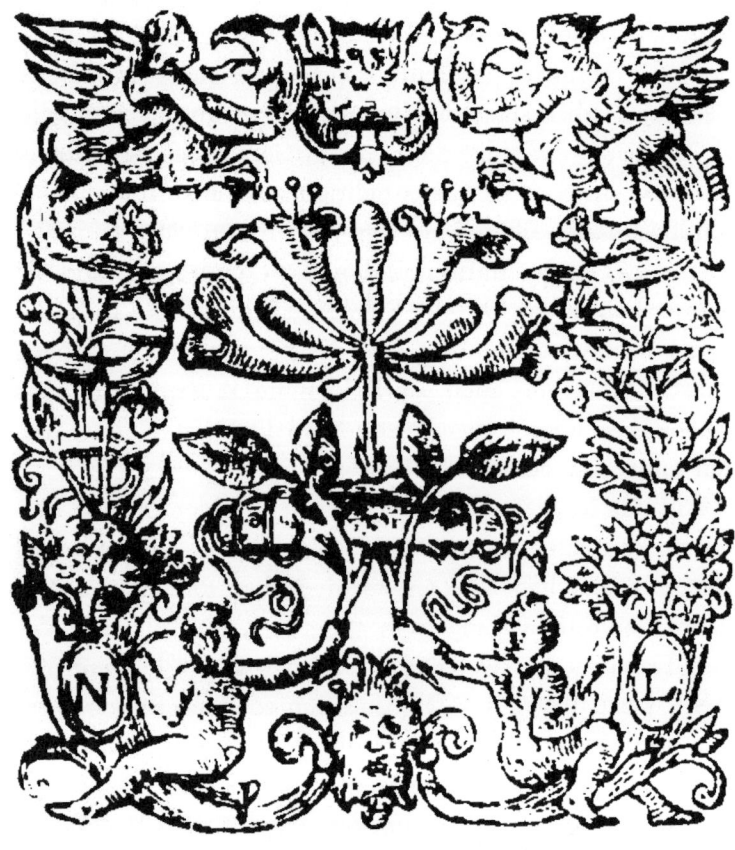

duktion von Kerzen nichts anderes als Bienenwachs zur Verfügung stand, geht es jetzt im letzten Bienengeheimnis um Alchemie, die Verwandlung von Urmaterie in Gold. Dawkins: »Die Kerze ist ein schönes Symbol für den gesamten Prozess. Er beginnt mit hartem Wachs (›Erde‹). Dann zünden Sie sie an, und durch die Hitze schmilzt das Wachs (›Wasser‹). Es vaporisiert in die luftige Form, und schließlich zerbirst es in eine Flamme, welche die feurige Form ist. Und die Flamme sendet Licht aus, das ist die Quintessenz, Äther. Sie entzünden die Kerze und machen Licht. Die Magie an der Lehre ist, dass die Kerze selbst durch die vier Elemente bis hin zur Flamme eine sehr begrenzte Form ist. Aber sobald sie zu Licht wird, also transmutiert ist, wird sie unbegrenzt. Das Licht bleibt bestehen, es existiert weiter und weiter. Wenn es hell genug wäre, könnten Sie es von einer anderen Galaxis aus sehen. Auch wenn Sie die Kerze auspusten, haben Sie noch das Licht, das Sie kreiert haben. Das ist das Symbol für Unsterblichkeit, während die Kerze ein Symbol für unsere Sterblichkeit darstellt. Unser sterbliches Selbst, Körper und Psyche, geht durch den Prozess hindurch, der durch die Kerze repräsentiert wird. Und es bringt das Licht hervor. Solange wir in unserem Körper leben und unsere Sache richtig machen, produzieren wir mehr und mehr Licht. Das ist das Geheimnis des Lebens.«

Auf besonders schöne und effektive Weise geschieht all dies mit Kerzen aus echtem Bienenwachs, das ja das Ergebnis eines alchemistischen Prozesses der Bienen ist.

Speziell zum Thema »Bienen« sagt Dawkins Folgendes: Jeder »Bien«, also jedes Bienenvolk, jeder »Superorganismus«, hat eine Art Schutzgeist, wie einen Schutzengel. Ein großer Erzengel verbindet all die Schutzengel. »Jede Spezies hat einen solchen Erzengel, auch wir Menschen. Unsere individuellen Schutzengel sind alle mit dem Erzengel der Menschheit verbunden. Genauso ist es mit den ›Bien‹-Engeln, von denen jeder einen Stock beschützt. Ich glaube, dass Bienen ein kollektives Bewusstsein haben, das heißt, nicht jede einzelne Biene hat einen Engel, sondern lediglich der ›Bien‹. Bei uns Menschen sind unsere Unterpersönlichkeiten wie die Bienen, und die Gesamtpersönlichkeit ist wie der ›Bien‹. Wenigstens nehme ich es so wahr.«

In der Mythologie und Symbolik haben Honig und Bienen mit dem Herzen zu tun und mit Venus. Die Bienenkönigin symbolisiert die Göttin Venus selbst. Der Bienenstock stellt die Mysterienschule dar, die Bienen sind die Bruderschaft/Schwesternschaft. Venus wird mit der Rose und die Rose mit dem Herzen assoziiert; und mit der Liebe, die aus dem Herzen kommt. Von Dawkins, der auch ein Shakespeare-Spezialist ist, stammt das alte kabbalistische Bild von Shakespeares Hamlet (Seite 250). Es zeigt im Zentrum, also im »Herzchakra« des Bildes, Geißblatt, auf Englisch: *honeysuckle* (*suckle* bedeutet »säugen«), ein Symbol für Bienen.

Wachs und Honig, ihr Zustandekommen, der Fleiß, die Arbeitsteilung und das Zusammenleben der Bienen, ihr bedingungsloses Eintreten für das übergeordnete große Ganze – bei alldem gibt es tiefe Bezüge zum Spirituellen. Das haben naturnah lebende Menschen überall und immer erkannt und wertgeschätzt. Im Zuge dessen, dass sie in ernster Gefahr sind, ist heute dafür und für alle anderen Aspekte dieser Insekten, ihres »Superorganismus« und ihrer Produkte auf einmal wieder eine große Aufgeschlossenheit vorhanden. Man engagiert sich für das Überleben der Bienen. So bedeutet die Situation Krise[27] und Chance zugleich.

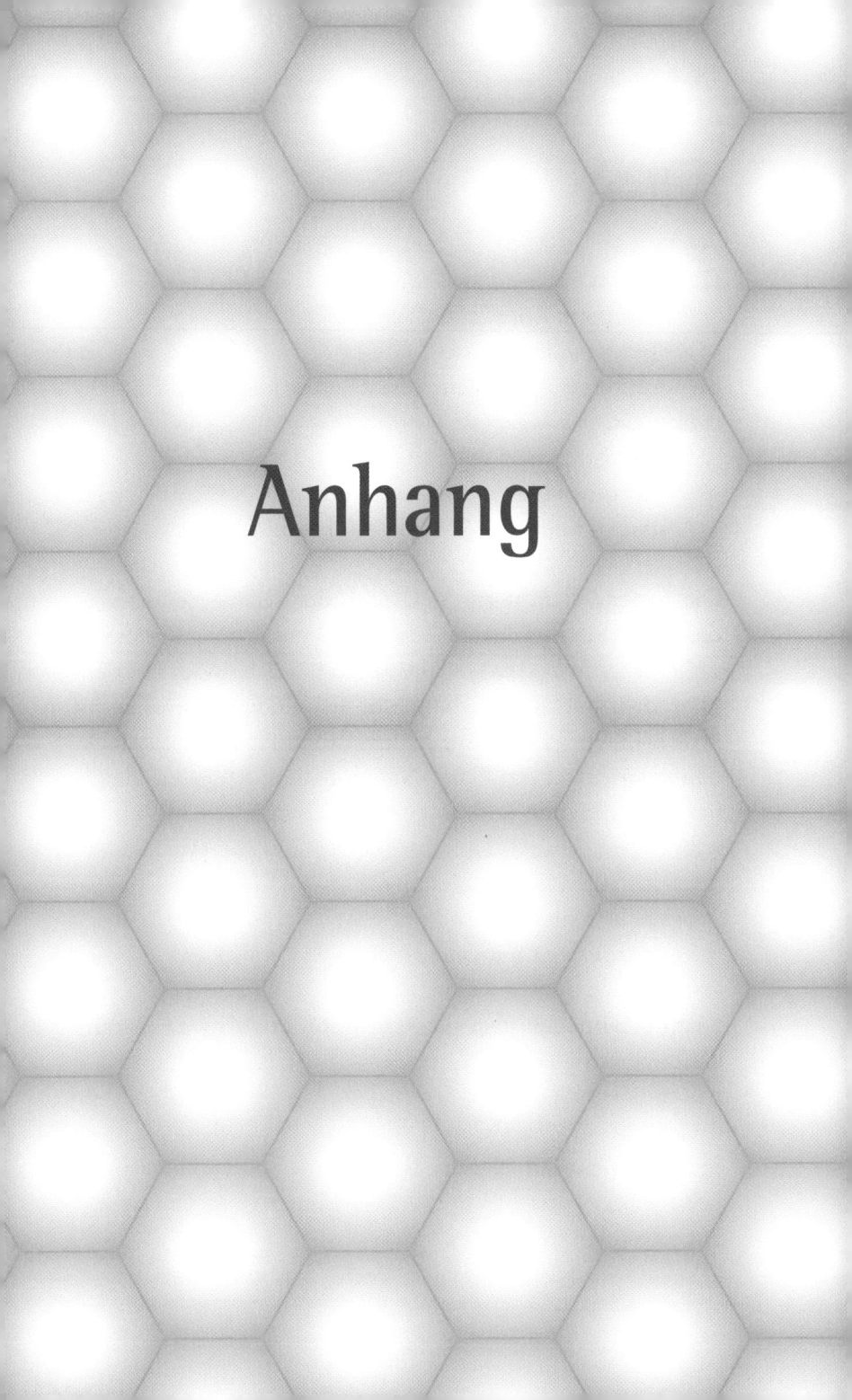

Anhang

Adressen

Die Autorin hat folgende Webadressen:
www.randomhouse.de/dalichow
www.irene-dalichow.de
Sie ist unter dieser E-Mail-Adresse erreichbar:
irene.dalichow@gmx.de
Oder per Post:
c/o Goldmann Verlag, Lektorat Arkana,
Neumarkter Straße 28, 81673 München

Die folgenden Adressen sind nach der Themenreihenfolge
dieses Buches geordnet.

Hier die Webadressen von der Ethnologin Dr. Claudia
Müller-Ebeling, ihrem Mann, dem Ethno-Pharmakologen Dr.
Christian Rätsch, und von »Natura naturans«, die das Semi-
nar »Sinnesfreude und Sinneswahrnehmung…« organisiert
haben:
www.claudia-mueller-ebeling.de
www.christian.raetsch.de
www.natura-naturans.de

Mehr Information über die Arbeit von Professor Dr. Jürgen
Tautz gibt es unter:
www.beegroup.de

Der »Frauenhof im Allgäu«, wo frau in wunderschöner Umgebung Ferien machen und/oder Seminare besuchen kann,
hat folgende Webadresse:
www.frauenhofimallgaeu.de

Die Imkerin Bärbel Scheuber ist unter folgender E-Mail-Adresse erreichbar:

baerbel.scheuber@gmx.de

Eva Brand ist Diplompädagogin und gelernte Steinbildhauerin. Sie fertigt große bildhauerische Arbeiten, unter anderem aus alten Grenz- oder Grabsteinen. Aber sie kreiert auch kleine Handfiguren und Schmuckstücke, gern nach den Vorstellungen der Auftraggeber. Außerdem stellt sie aus und sie bietet Workshops, Kreativreisen und andere Veranstaltungen an. Bienen und Imkerei sind »nur« eine Liebhaberei von ihr, aber sie hat zu Tieren, Krafttieren, Kunstwerken, die Tiere darstellen, und dergleichen einen tiefen Zugang. So ist sie zu erreichen:

Gerbergasse 1, 74626 Bretzfeld
evabrand@gmx.de, www.eva-brand.de

Das Deutsche Bienenmuseum in Weimar ist im Sommer wie im Winter geöffnet, und zwar von Mittwoch bis Sonntag, wobei es im Sommer mehr zu sehen und zu erleben gibt. Die Adresse lautet:

Ilmstraße 3, 99425 Weimar
lvthi@t-online.de, www.lvthi.de

Folgende Adresse ist in diesem Zusammenhang noch interessant:

Deutscher Imkerbund e. V.,
Villiper Hauptstraße 3, 53343 Wachtberg
deutscherimkerbund@t-online.de
www.deutscherimkerbund.de

Hier ist die Kontaktadresse für die Foundation for Shamanic Studies im deutschsprachigen Raum (Paul Uccusic ist der Autor des Buches *Doktor Biene*, siehe Literaturverzeichnis):
Paul Uccusic, Krottenbachstraße 99/10, 1190 Wien,
Österreich, Telefon und Fax: 0043 1 4801753
office@shamanicstudies.net

Informationen über »Apitherapie« gibt es hier:
www.apitherapie.de

Dr. Johann Puttinger, der Arzt für Allgemeinmedizin, der den Abschlussbericht der österreichischen Honigstudie verfasst hat, ist unter dieser E-Mail-Adresse erreichbar:
doc.putt@utanet.at

Bienenwachs-Ohrkerzen stellt unter anderem die Firma Biosun GmbH her:
Steinstraße 5, 35641 Schwalbach,
Telefon: 06445 6007-0, Fax: 06445 6007-600
info@biosun.com, www.ohrkerzen.de

Eine sachgerechte und begleitete Ohrkerzenbehandlung gibt es unter der Bezeichnung »Indianische Entspannungszeremonie« unter anderem bei Float Altstadt:
Tal 43, 80331 München, Telefon: 089 23540870
tal@float.de, www.float.de

Nach den neuesten Standards hergestellte apitherapeutische Produkte, zum Beispiel Präparate mit enzymatisch aufgeschlossenen Blütenpollen, produziert die Firma St. Johanser:
Postfach 14 62, 82119 Gauting, Telefon: 089 8508282,
Fax: 089 8500557, info@st-johanser.de

Franz Stibals Apotheke heißt Haslach-Apotheke:
Carl-Kistner-Straße 33, 79115 Freiburg,
Telefon: 0761 49444000
www.haslach-apotheke-freiburg.de

Die Adresse des Heilpraktikers Alan E. Baklayan:
Unterer Anger 16, 80331 München
www.selbsthilfe-baklayan.de

Der köstliche, absolut naturreine Honig der Familie Daxenberger ist von März bis Dezember auf dem Bauernmarkt erhältlich, der donnerstags in Traunreut stattfindet. Außerdem gibt es einen Stand auf den Weihnachtsmärkten in der Umgebung von Traunreut und auf dem originellen Weibermarkt in Bad Feilnbach, der per Mundpropaganda ausgesprochen bekannt geworden ist. Er findet zweimal jährlich statt, und zwar um den 1. Mai herum sowie vor dem ersten Advent (genauere Informationen dazu im Internet oder in der lokalen Presse). Am Stand gibt es auch eine Auswahl von Michaela Daxenbergers Kerzen aus hundertprozentig naturreinem Bienenwachs. Die Bandbreite reicht von ganz einfachen zylindrischen Kerzen, zum Beispiel für den Adventskranz oder den Kerzenleuchter, bis hin zu wahren Skulpturen-Kunstwerken. Eine eventuelle ganz leichte, samtige Patina auf der Oberfläche der Kerzen spricht für die Qualität. Sie lässt sich auf Wunsch einfach mit dem Finger abwischen. Ein Postversand von Honig und Kerzen ist möglich, leider aber wegen des notwendigen Portos für den Empfänger ziemlich teuer. Hier die Adresse von Michaela Daxenberger:
Felix-Scheffler-Straße 28, 83352 Altenmarkt,
Telefon: 08621 8324, Fax: 08621 63440
msr-daxenberger@t-online.de

In der Kosmetikserie Amalur wird für den Erhalt von Feuchtigkeit, Zartheit und Geschmeidigkeit der Haut tasmanischer Lederholzhonig verwendet. Sie ist im Handel erhältlich, hier aber die Adresse:

Tautropfen Naturkosmetik, Börlind Group,
Rosenweg 1, 75365 Calw-Altburg,
Telefon: 07051 60000, Fax: 07051 600060

Durch die Verwendung dieses Honigs unterstützt die Firma den Schutz des tasmanischen Regenwaldes.

Über »Medihoney« gibt es unter anderem hier Informationen:
www.medihoney.com

Die Heilpraktikerin Anita Abinger bietet neben Honigmassagen, für die sie ausschließlich Honig von den Daxenbergers verwendet, noch Folgendes an: Klangmassagen, homöopathische Behandlungen, selbst hergestellte Wohlfühlprodukte wie Salben, Cremes, Sprays und Globuli sowie Exkursionen für Frauen. Hier Anita Abingers Adresse:

Abersdorfer Straße 18 a, 85643 Steinhöring,
Telefon: 08094 907029, Fax: 08094 907033
info@anita-abinger.de, www.anita-abinger.de

Steinhöring liegt an der Bahnstrecke München–Wasserburg. Einige Züge halten dort, der Fußweg vom Bahnhof beträgt nicht einmal zehn Minuten.

Im Reformhaus gibt es hochwertige und nach den Prinzipien des fairen Handels erzeugte Gewürze und Salz von der Gewürzmühle Brecht GmbH:

Ottostraße 1–3, 76344 Eggenstein
www.gewuerzmuehle-brecht.de

Im Naturkosthandel finden Sie ebensolche Gewürze von Probio:

Ottostraße 3, 76344 Eggenstein
www.probio-gewuerze.de

Der Architekt und Geomant Peter Dawkins ist hier zu erreichen (in englischer Sprache):

info@peterdawkins.com
www.zoence.com
www.peterdawkins.com

Informationen über Seminare und Pilgerreisen/-wanderungen mit Peter Dawkins im deutschsprachigen Raum und in deutscher Sprache beim Haus der Begegnung:

Mühlenstraße 2, 31812 Bad Pyrmont
almut.martini@gmx.de

Für direkten Anschauungsunterricht im Hinblick auf Bienen sind die Landes- und Bundesgartenschauen eine gute Anlaufadresse, und zwar gleichermaßen für Kinder und Erwachsene. Dort gibt es meistens Bienenkästen, Lehrpfade, Veranstaltungen von Imkern usw. Außerdem gibt es neben dem ganzjährig geöffneten Deutschen Bienenmuseum in Weimar noch eine ganze Reihe kleinerer, meist nur während des Sommers geöffneter Bienenmuseen. Eine Adressenübersicht finden Sie auf den Internetseiten vom Deutschen Imkerbund, Seite 255.

Literatur

Allende, Isabel: *Aphrodite – Eine Feier der Sinne.* Suhrkamp, Frankfurt, 6. Aufl. 2005

Bader, Marlis: *Räuchern mit heimischen Kräutern.* Goldmann Arkana, München 2008

Baklayan, Alan E.: *Parasiten – Die verborgene Ursache vieler Erkrankungen.* Goldmann, München 1999

–, *Cholesterin-Schock und die Alternative.* Shayné AG, Schaffhausen 2001

–, *Das Asthma-Buch. Verborgene Ursachen und Heilungsmöglichkeiten.* Goldmann, München 2002

Betrò, Maria Carmela: *Heilige Zeichen.* Fourier, Wiesbaden 2003

Bonsels, Waldemar: *Die Biene Maja und ihre Abenteuer.* Molden, Wien 1977 (1. Aufl. 1912)

Brehms Tierleben (Drei Bände). Bibliographisches Institut Leipzig und Wien 1902

Budapest, Zsuzsanna: *The Goddess in the Office. A Personal Energy Guide for the Spiritual Warrior at Work.* Harper, San Francisco 1993

Busch, Wilhelm: *Schnurrdiburr oder Die Bienen.* Verlag von Braun und Schneider, München, 17. Aufl. o. J.

Buxton, Simon: *Der Weg des Bienenschamanen.* Edition Spuren, Winterthur 2008

Carr-Gomm, Philip und Stephanie: *Das Keltische Tierorakel.* Aurum, Braunschweig 1998

Charlton, Jane, und Jane Newdick: *Honig.* Hugendubel, München 1996

Dalichow, Irene: *Krafttiere – Boten der Göttin.* Goldmann, München, 3. Aufl. 2007

–, *Salz – Ein Urheilmittel neu entdeckt.* Goldmann, München 2002

–, *Gesund mit Zimt.* Knaur, München, 3. Aufl. 2005

–, *Zimt für ein gesundes Leben.* Herbig, München 2006

–, Die Gewürzapotheke. Goldmann, München, 2. Aufl. 2007

Davis, Patricia: *Aromatherapie von A–Z.* Knaur, München 1990

Dawkins, Peter: *Wahrheiten aus dem Urgrund ewiger Freude.* Sheema Medien, Wasserburg 2008

Dörner, Ilse Sibylle: *Kochen und heilen mit Honig.* Econ, Düsseldorf, 9. Aufl. 1996

Fischer-Rizzi, Susanne: *Himmlische Düfte – Aromatherapie.* AT-Verlag, Aarau 2002

Frisch, Karl von, und Martin Lindauer: *Aus dem Leben der Bienen.* Springer, Berlin, 8. Aufl. 1993 (1. Aufl. 1927)

Fröhlich, Hans Horst: *Der Naturgarten des Sebastian Kneipp.* Irisiana, München 1997

Glock, Joh. Ph.: *Die Symbolik der Bienen und ihrer Produkte in Sage, Dichtung, Kultus, Kunst und Bräuchen der Völker für wissenschaftlich gebildete Imker sowie alle Freunde des klassischen Altertums und einer ästhetischen Naturbetrachtung.* Verlag der vormals Weiß'schen Universitätsbuchhandlung, Heidelberg 1891

Grillparzer, Marion: *Glyx-Diät.* Gräfe und Unzer, München 2003

Grimm, Jacob und Wilhelm: *Kinder- und Hausmärchen.* Artemis und Winkler, Düsseldorf und Zürich, 19. Aufl. 1999

Hageneder, Fred: *Die Eibe in neuem Licht.* Neue Erde, Saarbrücken 2007

Hillary, Sir Edmund: *Ich stand auf dem Everest.* Heinrich Albert, Wiesbaden 1997 (1. Aufl. 1955)

–, *Wer wagt, gewinnt.* Sierra bei Frederking und Thaler, München 2002 (1. Aufl. 1976)

Hubbell, Sue: *Ein Jahr in den Ozark Mountains.* Schirmer Graf, München 2007

Jürgens, Bernd: *Hausrezepte der Naturheilkunde.* Knaur, München 1993

Küllenberg, Bernd, und Marlis Weber: *Honig – Altes Hausmittel neu entdeckt.* Gräfe und Unzer, München 1999

Lawless, Julia: *Die Illustrierte Enzyklopädie der Aromaöle.* Scherz, München 1996

Lestrieux, Elisabeth de: *Honig für Feinschmecker.* Dumont, Köln 1995

Liberman, Jacob: *Die heilende Kraft des Lichts.* Scherz, München, 2. Aufl. 1994

Lund, Arne: *Natürlich heilen mit Honig.* Ludwig, München, 2. Aufl. 1997

Maeterlinck, Maurice: *Das Leben der Bienen.* Diederichs, Jena 1925

Monk Kidd, Sue: *Die Bienenhüterin.* btb, München 2005

Neuhold, Manfred: *Die Bienen-Hausapotheke.* Leopold Stocker, Graz/Stuttgart 2006

Pohl, Friedrich: *Varroose.* Kosmos, Stuttgart 2008

Pschyrembel Klinisches Wörterbuch. Walter de Gruyter, Berlin, New York, 260., neu bearbeitete Auflage 2004

Ranke-Graves, Robert von: *Die weiße Göttin.* Rowohlt, Reinbek 1985

Streit, Jacob: *Das Bienenbuch.* Verlag Freies Geistesleben, Stuttgart, 11. Aufl. 2007

–, *Kleine Biene Sonnenstrahl.* Verlag Freies Geistesleben, Stuttgart, 8. Aufl. 2005

Tautz, Jürgen: *Phänomen Honigbiene.* Spektrum, Heidelberg 2007

Tresidder, Jack: *Dictionary of Symbols*. Chronicle Books, San Francisco 1998

Uccusic, Paul: *Doktor Biene*. Ariston, Genf, 5. Aufl. 1985

Wade, Carlson: *Bienen-Power*. Ehrenwirth, München 1994

Walker, Barbara: *Das geheime Wissen der Frauen*. dtv, München 1995

–, *Die geheimen Symbole der Frauen*. Hugendubel, München 1997

Weimarer Schriften: *Von Bienen und Beuten. Das Deutsche Bienenmuseum in Weimar (Jubiläumsschrift)*. Weimar 2007

Zimmermann, Eliane: *Aromatherapie für Pflege- und Heilberufe*. Sonntag, Stuttgart 1998

Bildnachweis

Irene Dalichow, München S. 48, 104, 177, 180
Deutsches Bienenmuseum, Weimar S. 59, 60
Look Foto, München/Don Fuchs S. 92
Guerlain, Paris S. 95
Werner Lord, Roßbach S. 243
Mauritius Images, Mittenwald/Ladislav Havel S. 174
Sabine Rübensaat, Deutsches Bienen-Journal, Berlin S. 62
Südwest Verlag, München/Joachim Heller S. 37
Südwest Verlag, München/Dirk Albrecht S. 234

Verzeichnis der Extras, Rezepte und Tipps

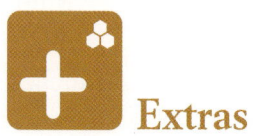 **Extras**

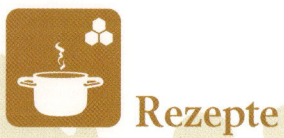 **Rezepte**

 Tipps

Anmerkungen

1 Weitere bibliographische Angaben zu den in diesem Buch genannten Titeln finden Sie jeweils im Literaturverzeichnis.

2 *Süddeutsche Zeitung*, 12. August 2008.

3 Die Biologin, Imkerin und Autorin Sue Hubbell lässt ihre Leser in dem Buch *Ein Jahr in den Ozark Mountains* Einblick in die Vorlieben und speziellen Verhaltensweisen von Imkern nehmen. Sie tut das auf sachkundige und amüsante Weise. So schreibt sie zum Beispiel: »Einem Schwarm können Leute, die Bienen züchten, einfach nicht widerstehen. Wir lassen alles stehen und liegen und fangen ihn ein, wenn wir darum gebeten werden.« Sue Hubbell beschreibt, wie sie einmal inmitten schwärmender Bienen stand, ohne gestochen zu werden, und dass es sich anfühlte, als wenn sie von der Kommunikation ihrer Insekten eine Menge mitbekommt…

4 Zum Räuchern benutzt werden darf eigentlich alles, was gerade zur Hand ist und sich einigermaßen eignet: Stoff, Holz, getrocknetes Gras. Im Herbst heruntergefallene Blätter, Nadeln von Bäumen, getrocknete Kräuter … sogar Dung. Am Anfang der Skala befindet sich Propolis, das einen »heiligen« Rauch produziert und das auch tatsächlich zum rituellen Räuchern im Sinne von in Tempeln verwendeten Räucherstäbchen hergenommen wird. Was genau bei dem eher profanen Räuchern mit den Bienen geschieht, ist Folgendes: Beim Geruch von Rauch empfinden sie sofort, dass für sie Gefahr im Verzug ist. Wahrscheinlich erinnern sich ihre »Gene« an Waldbrände. Sie lassen von der Arbeit ab, die sie gerade tun, und sie füllen sich selbst mit Honig, damit sie Kraft haben, »den Flammen zu entfliehen«. Voll mit Süße sind sie ohnehin weniger aggressiv als normalerweise. Und zusätzlich ist es jetzt schwieriger für sie, sich in die Position zu biegen, die sie zum Stechen brauchen.

5 Berichtet in der *Zeit* vom 21. Mai 2008.

6 »Die Sache mit den Bienen und den Käfern«, *Süddeutsche Zeitung*, 28. August 2008.

7 www.apiservices.com/artikel/bienenmonitoring.htm.

8 Aus www.sonnenseite.com, basierend auf Informationen vom Helmholtz-Zentrum für Umweltforschung GmbH.

9 Aus *Süddeutsche Zeitung*, 2./3. August 2008.

10 Abdruck mit freundlicher Genehmigung des Verlags Freies Geistesleben.

11 Der hier leicht veränderte Text von Irene Dalichow erschien erstmals in *Yoga aktuell*, 4/2008. Vor allem wurde Ruth Maria Kubitschek durch die Hauptrollen bekannt, die sie in Helmut Dietls Kultserien »Monaco Franze« und »Kir Royal« spielte.

12 Auch auf Malta wurde noch essbarer Honig in Gräbern gefunden, die mehrere tausend Jahre alt sind. Die Insel wurde spätestens 4000, frühestens 11 000 Jahre vor unserer Zeitrechnung besiedelt, vielleicht über eine Landbrücke von Sizilien aus. Es gibt dort 23 erhaltene Megalithtempel aus großen Steinblöcken, die überdacht und verputzt sind. Sie waren der Großen Mutter geweiht. In der Nähe dieser Tempel befanden sich die Gräber, in denen Honig gefunden wurde.

13 Abdruck mit freundlicher Genehmigung des Verlags Artemis und Winkler, Düsseldorf.

14 Deutsch: *Der Weg des Bienenschamanen*. Buxton ist der britische Repräsentant von Dr. Michael Harners Foundation for Shamanic Studies (siehe auch Adressteil).

15 Viele Informationen in diesem Kapitel stammen aus den sehr empfehlenswerten Büchern *Natürlich heilen mit Honig* von Arne Lund und *Doktor Biene* von Paul Uccusic.

16 *Biologische Zahnmedizin*, Heft 1/1999.

17 Siehe zum Beispiel www.sonnenlandhonig.at/downloads/Forschungsprojekt_Puttinger.pdf.

18 Die kraftvollsten Radikalefänger überhaupt sind Gewürze. Sie lassen sich ausgezeichnet mit Honig kombinieren. Deswegen folgen bei den Tipps und Rezepten besonders viele Empfehlungen, die dies berücksichtigen.

19 Es gibt bestimmte ausgeklügelte Verfahren, Blütenstaub mit flüssigem Stickstoff in einer Kugelmühle zu zerkleinern und dann für die Zubereitung von Medikamenten zu verwenden. Der Fachbegriff lautet »enzymatisch aufgeschlossene Blütenpollen« (siehe Hinweis auf die Firma St. Johanser im Adressteil).

20 Bücher von Alan E. Baklayan finden Sie im Literaturverzeichnis, seine Anschrift im Adressteil. In meinem Buch *Salz – Ein Urheilmittel neu entdeckt* gehe ich näher auf seine Arbeit ein (ab Seite 69). Und

ich erkläre eine von ihm empfohlene, außerordentlich wirkungsvolle therapeutische Maßnahme zur Optimierung des gesamten Befindens, die Leberreinigung. Man kann sie auf eigene Faust und äußerst kostengünstig durchführen.

21 Die hauptsächlichen Informationen für dieses Kapitel stammen aus einem »Open Access Article« aus dem Internet, zur Verfügung gestellt von Dr. Arne Simon, Universitäts-Kinderklinik Bonn: »Medical Honey for Wound Care«.

22 Ebenda.

23 In der Spagyrik geht es um die Produktion von Essenzen, die möglichst rein sind. Mineralische, pflanzliche oder tierische Grundstoffe, zum Beispiel Propolis, werden in ihre Bestandteile zerlegt. Es wird alles herausgelöst, was nicht hilfreich und förderlich ist. Danach werden die heilenden Bestandteile neu zusammengesetzt, sodass sie in veredelter Form zur Verfügung stehen. Weil nichts Minderwertiges mehr enthalten ist, kann der Körper sie besonders gut aufnehmen, und auch die Seele profitiert davon. Die Herstellung ist sehr kompliziert, deswegen kann man spagyrische Mittel nicht selbst machen. Sie sind nicht gerade preiswert, und die Lieferung an die Apotheke dauert meist einige Tage. Trotzdem lohnt es sich aber, Geduld aufzubringen. Es handelt sich wirklich um erstklassige Medizin, die ganz im Einklang mit der Natur und dem Menschen steht.

24 Informationen aus »Zimt und Honig: eine Mischung mit Heilkraft« in der Zeitschrift *Natur und Heilen*, Heft 8/2008.

25 Dieser und die folgenden beiden Tipps plus Informationen stammen aus Bernd Küllenberg und Marlis Weber: *Honig – Altes Hausmittel neu entdeckt*.

26 Die Elementenlehre spielt in vielen Traditionen eine Rolle. In unserem Kulturraum geht sie auf die Naturphilosophie der alten Griechen zurück, welche die vier Grundstoffe Feuer, Wasser, Luft und Erde kennt. Sie spielt in der Psychologie eine Rolle, ebenso in der Alchemie, Astrologie, beim Tarot und in anderen Bereichen.

27 Der Begriff »Krise« stammt vom griechischen Wort *krisis*. Es bedeutet »Entscheidung, entscheidende Wendung«. In der medizinischen Fachsprache versteht man bis heute unter einer Krise den Höhepunkt und gleichzeitigen Wendepunkt einer Krankheit.

Register